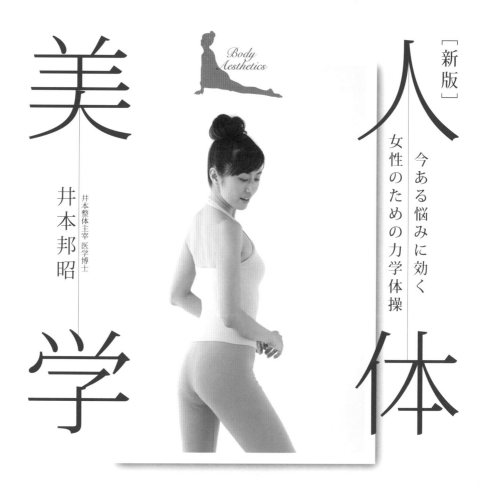

［新版］

人体美学

今ある悩みに効く
女性のための力学体操

Body Aesthetics

井本邦昭
井本整体主宰 医学博士

マイナビ

変化を繰り返す
しなやかな女性のからだ

美しく魅力的な女性を目指すなら、
まず意識すべきは毎月の生理です。
生理は、からだの基盤にあたる
骨盤が動くことで起こります。
骨盤が整わず、生理がうまくいっていないと、
体形はくずれ、肌つやも悪くなり、心も不健康になります。
月に一度の生理でからだを整える。
これが女性の美の原点です。

生理――
それは、からだを
リセットする
チャンス

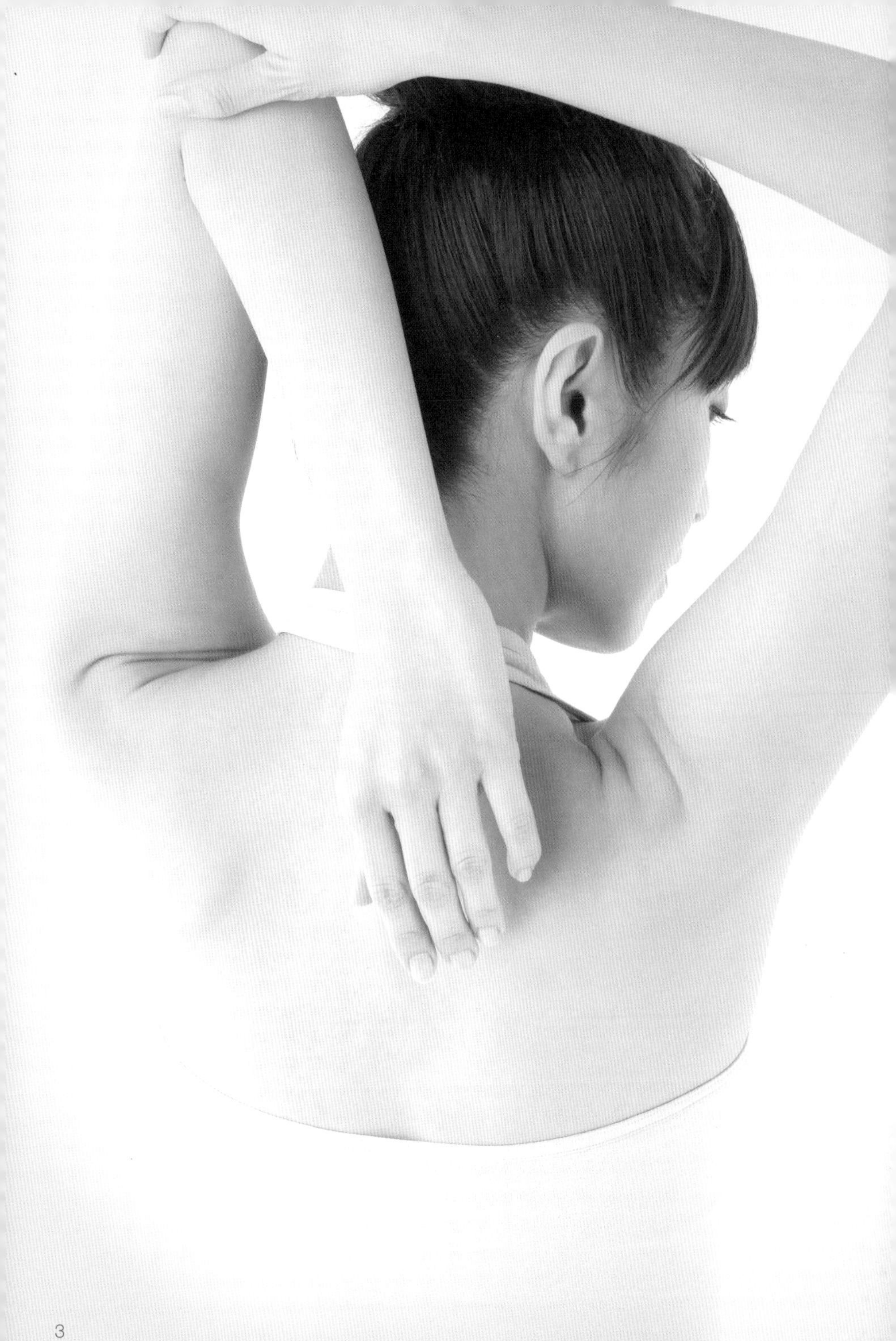

妊娠・出産・産後
大きな破壊と建設

更年期――
どんな生理を
重ねたかで
過ごし方が変わる

妊娠は、女性にとって
大きなターニングポイント。
それまでに溜まったものを一気にはき出し、
からだをリセットさせる貴重な機会です。
そして、一生でいちばん大切な時期は、産後。
大きな破壊（出産）が起こったあとの
自分のからだをどう再建設するかは、
その後の一生を左右します。

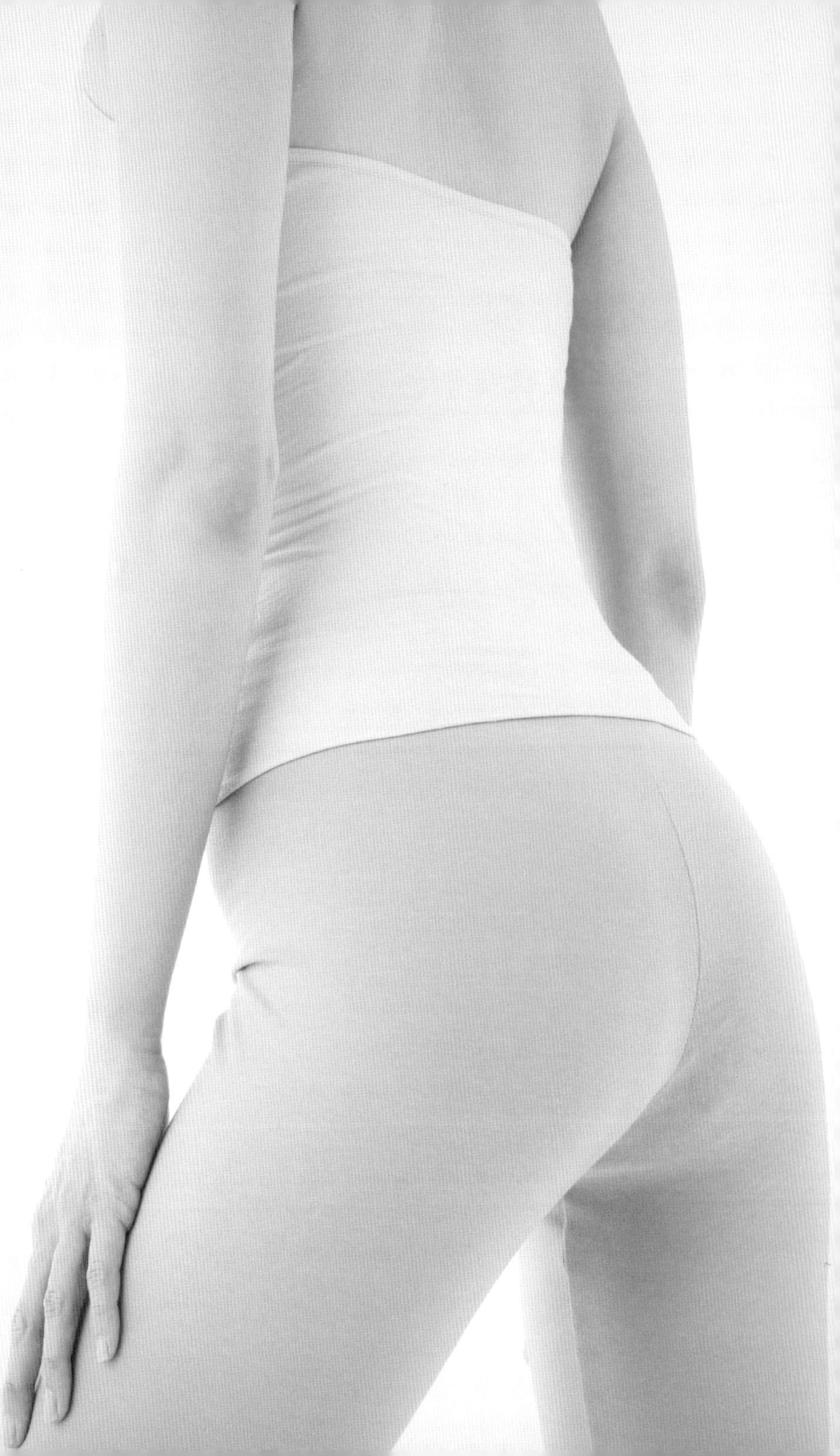

Contents

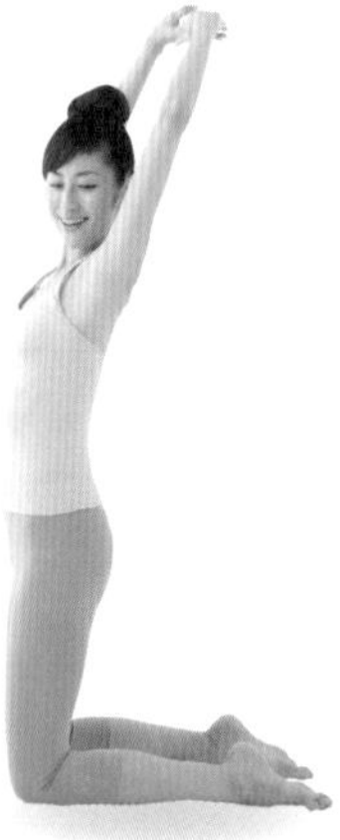

第1章

Basic

女性のからだを知りましょう

人体美学の基礎知識

美しさは、きゅっと上がった
ヒップから生まれる

健康で美しい
女性のからだとは?

お尻が小さく、脚も細いというスレンダーなからだがカッコいい。それが今のブームのようです。ですが、「人体美学」では、カーブを描く腰のラインに続いて、お尻が大きく、きゅっと上がっていることこそ、美しさの基本だと考えます。顔はといえば、造作が中心に集まっていること、目に輝きがあり、肌にハリとツヤがあることを重視します。そして、このような理想的な女性のからだをつくるもっとも重要なポイントは、「腰（骨盤）」にあります。以降で、その理由を説明していきます。

eauty

人体美学が考える

美しく機能的なからだの条件

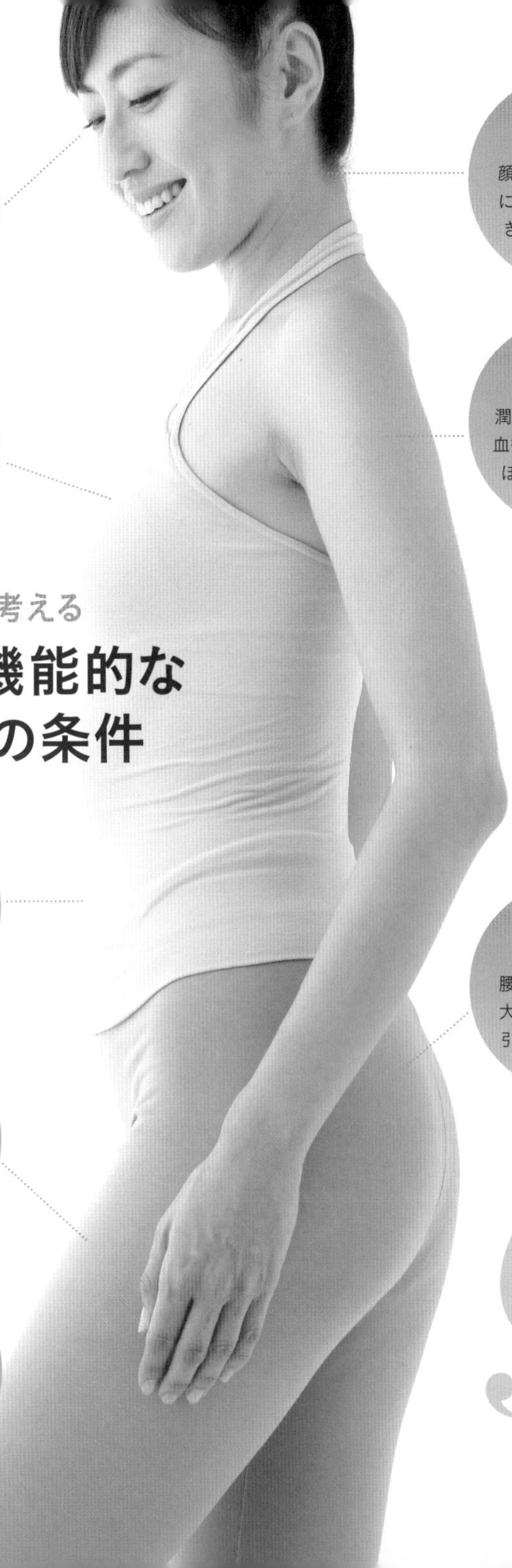

目

瞳に輝きがある。涙がきちんと分泌されていて、潤いがある。

顔

顔のパーツが中央に集まり、顔が引き締まっている。

バスト

胸が縮こまっておらず、バストが上を向いている。

肌

潤いとハリがある。血行がよく、肌の色がほんのりピンク色。

おなか

無駄なぜい肉はついていないが、触るとやわらかく、あたたかい。

ヒップ

腰が上がり、お尻は大きく、きゅっと引き締まっている。

脚

股関節に動きがあり、脚にもきちんと筋肉がついている。

足首

きゅっと引き締まっていて、動きやすくやわらかい。

風邪をひけるからだこそ健康の証

破壊と建設、風邪が治るときにからだは生まれ変わる

からだには、計り知れないほどの潜在体力や能力があります。たとえば、自分で治そうとする力、免疫力。風邪をひいたとき、自分で回復する道を覚えると免疫力がつき、風邪をひく前より健康になれるのです。風邪で熱を出すというのは、バランスのくずれたからだを調整し直す大切なはたらき。熱を出すことでからだは血液中の白血球を増やし、細菌やウィルスなどから身を守ろうとします。つまり、熱によって、古い細胞の「破壊」と、新しい細胞の「建設」をしていくわけです。

人体美学が考える

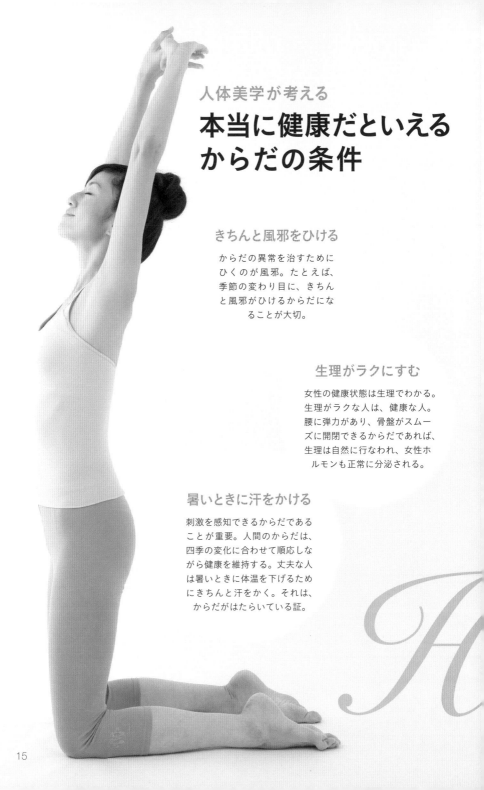

本当に健康だといえるからだの条件

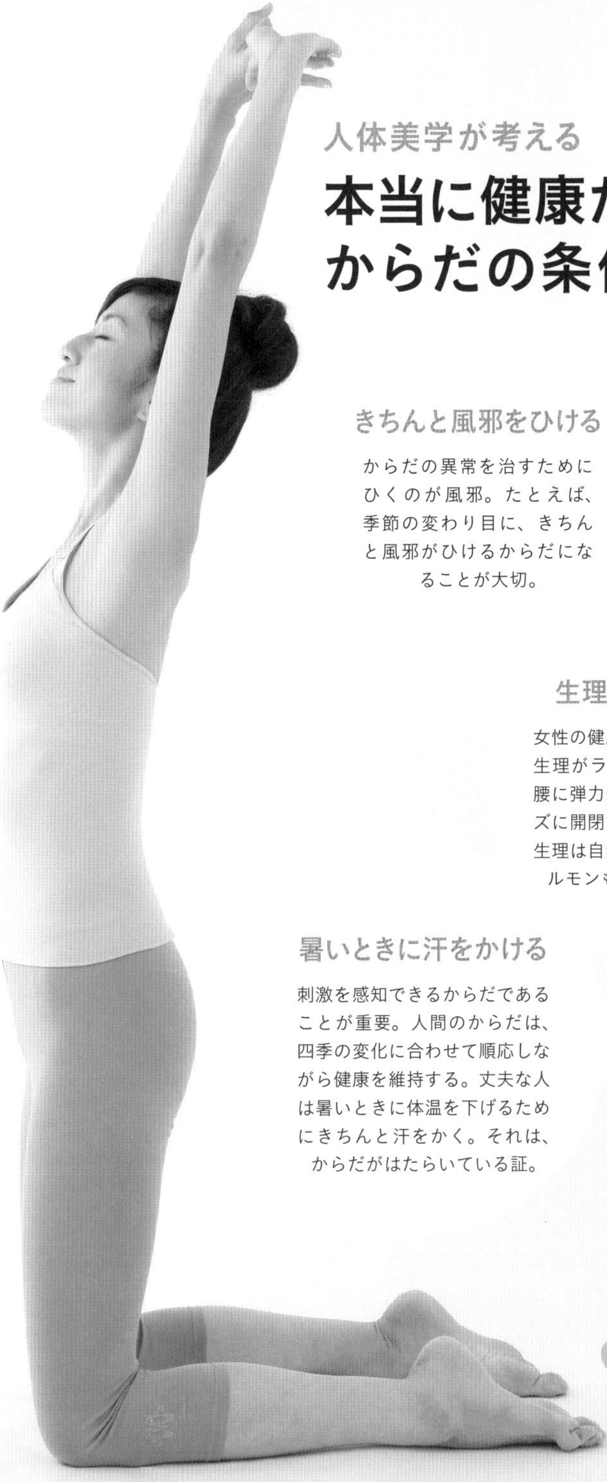

きちんと風邪をひける

からだの異常を治すためにひくのが風邪。たとえば、季節の変わり目に、きちんと風邪がひけるからだになることが大切。

生理がラクにすむ

女性の健康状態は生理でわかる。生理がラクな人は、健康な人。腰に弾力があり、骨盤がスムーズに開閉できるからだであれば、生理は自然に行なわれ、女性ホルモンも正常に分泌される。

暑いときに汗をかける

刺激を感知できるからだであることが重要。人間のからだは、四季の変化に合わせて順応しながら健康を維持する。丈夫な人は暑いときに体温を下げるためにきちんと汗をかく。それは、からだがはたらいている証。

女性のからだのしくみ 1

女性の健康のリズムをつかさどる生理

生理は「破壊と建設」のチャンス

自分のからだのしくみを知るにあたり、女性の場合、とくに意識したいのは「生理」です。女性には生理があり、子どもをおなかの中で育てて産むように設計されているということを忘れるわけにはいきません。

女性は、女性ホルモンのはたらき次第で、日々の心身

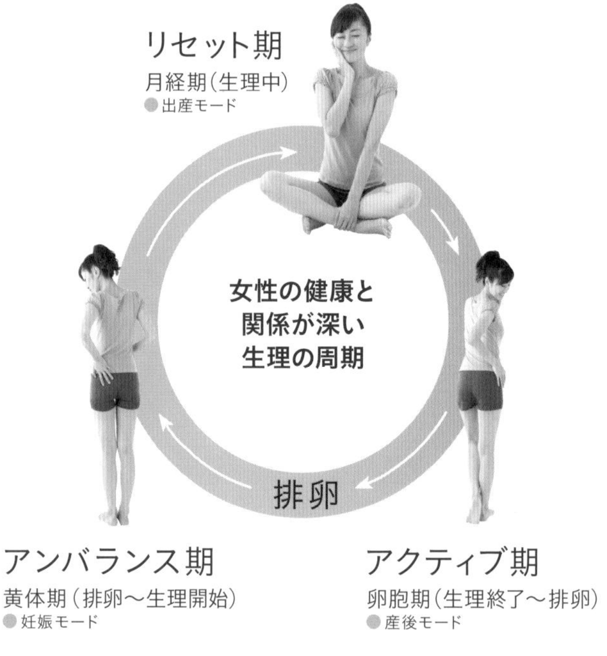

の状態が大きく左右されます。実際に、女性に多いトラブルの半分以上は、女性ホルモンの乱れに由来しています。しかし、生理は風邪と同様「破壊と建設」のチャンスでもあるのです。生理で子宮をそうじして、新しいからだになってリフレッシュできるのが女性。女性にはからだを調整するチャンスが、毎月与えられているのです。

生理はどのように起こるのか？

卵巣の中には原始卵胞という成熟前の卵子のかたまりのようなものがある。約1カ月ごとに数十個の原始卵胞が育ち、その中のひとつが成熟卵胞になって、卵管に取り込まれる（これが排卵）。24時間経っても受精が成立しないと、おりものとともに生理として膣から排出される。

子宮の構造

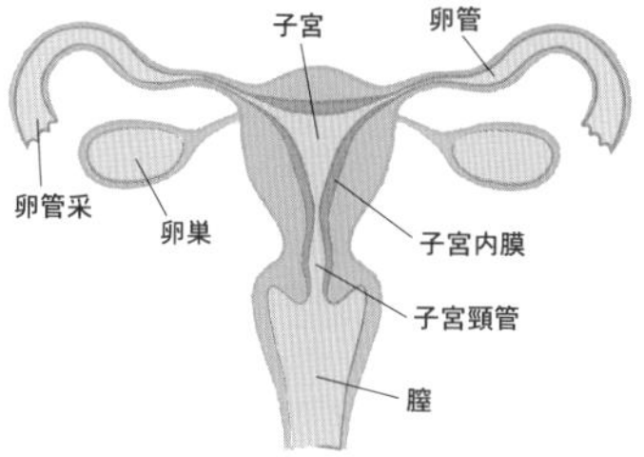

女性の腹部には、子宮、卵管、卵巣といった女性特有の生殖器がある。子宮の大きさは年代で変わるが、一般的な成人女性の場合は、およそ鶏の卵くらいの大きさ。

生理のサイクルと理想的なホルモンバランス

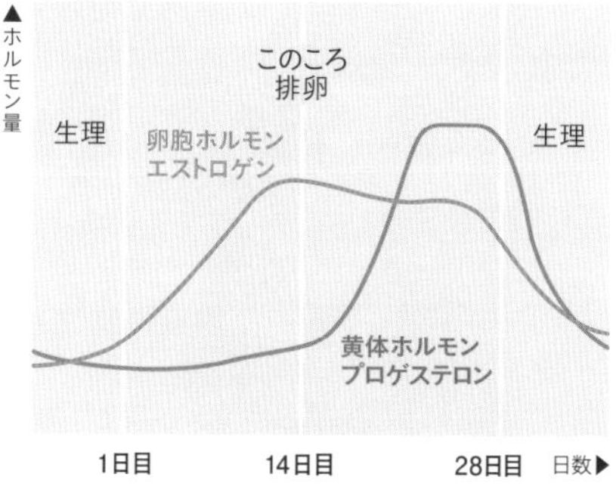

さまざまなホルモンにより生理のサイクルは決まる

女性の生理や体調には、卵胞ホルモンと黄体ホルモンという2つのホルモンが深く関わっており、分泌量が増減することで、排卵を起こしたり、生理周期を整えたりしている。

● 卵胞ホルモンのはたらき

分泌のピークは排卵期。卵巣で卵胞の成長とともに盛んにつくられ、卵胞を成熟させて排卵させるという重要なはたらきがある。

● 黄体ホルモンのはたらき

卵子が飛び出したあとの黄体と呼ばれる卵胞からつくられ、妊娠の継続をサポートするという重要なはたらきがある。

女性のからだのしくみ 2

女性と男性、その違いは骨盤にアリ

女性の骨盤は「育て、産む」ようにできている

女性の骨盤は、子どもを産むように設計されています。女性の骨盤は男性とは形も違い、出産時に赤ちゃんが通りやすいよう、骨盤がゆるむようにできています。また、ゆるむということは、動きやすいということでもあり、外（打撲など）や内（ストレスなど）からのからだへの刺激に対して変化しやすく、体調が悪くなる原因にもつながります。

ただし、変化しやすいということは、修正もしやすいということ。出産時のよ

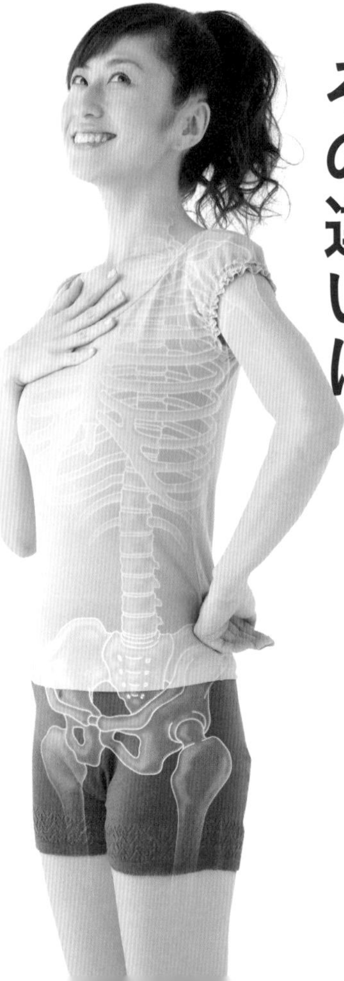

うに大きな刺激のとき、骨盤の開閉がうまくいけばラクに出産ができ、産後のからだもよい方向に向かいます。出産時ほどではないですが、生理も同じ。骨盤は生理が始まると開いて下がり、生理後に締まって前傾しますが、この骨盤の開閉が上手にスムーズにできれば、骨盤は本来の可動性と弾力を取り戻すことができます。

最近、骨盤はまっすぐに立てたほうがよいという風潮がありますが、女性のからだのしくみやはたらきからすると、そのような骨盤は動きがなくなり、生理痛などにつながりやすくなると考えられます。

女性と男性の骨盤は根本的に構造が違う

男女の骨盤を比較してみよう（下図参照）。男性は骨盤の幅が狭く縦長なのに対し、女性の骨盤は幅が広く、横長。また、一般的に、女性の骨盤は男性に比べて少し前傾している。男女の骨盤が違うのは、女性の骨盤が妊娠を予定した構造になっているから。胎児を安定して支えたり、出産の際に産道を確保するため、女性の骨盤の内部は広く、開いたり閉じたりしやすい構造になっている。

骨盤〈女性と男性の比較〉

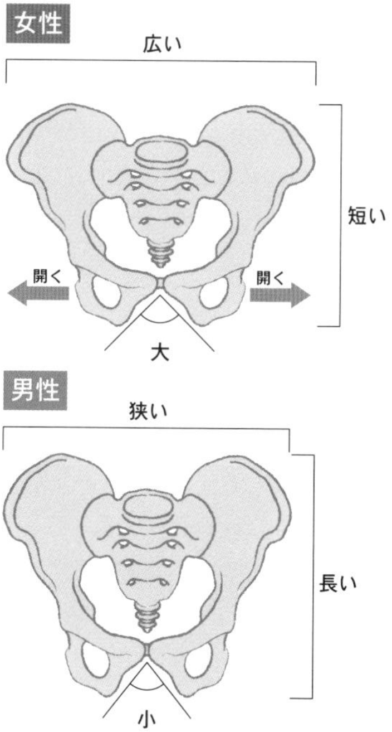

女性のからだのしくみ
3

「人体力学」でみる健康で美しい姿勢

人間のすべての動作に安定性を与えているのが骨であり、全身の”力の流れ“です。そうした力学の視点で姿勢を比べてみましょう。

Good

健康で美しい姿勢

人間の骨格の中心は腰で、腰にアーチができていることが重要。背骨は全体がゆるくS字形に湾曲していること。健康で美しい姿勢であれば、腰を中心に、からだの力は正しく流れる。

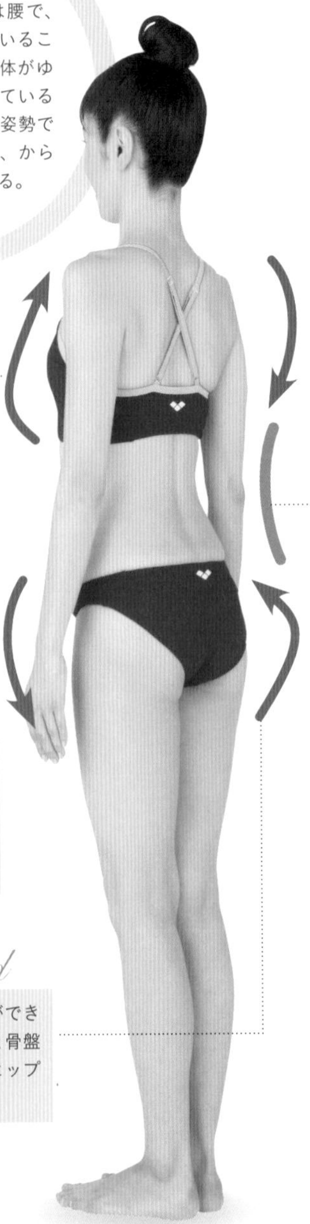

Good

腰にアーチができると、力の流れが矢印のようにはたらき、自然と胸が上がり、バストもアップ！

Good

腰にアーチができていることが重要。女性の場合、腰にある腰椎4番という骨がからだの中心になる。

Good

腰にアーチができると、自然と骨盤が上がり、ヒップもアップ！

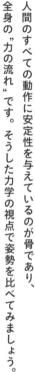

Bad

不調を招く負の姿勢

腰を丸めた姿勢は、からだの力学的には、よい流れではなく、腰で力を分散することができない。分散できない力は、全身に不具合を連鎖させてしまう。

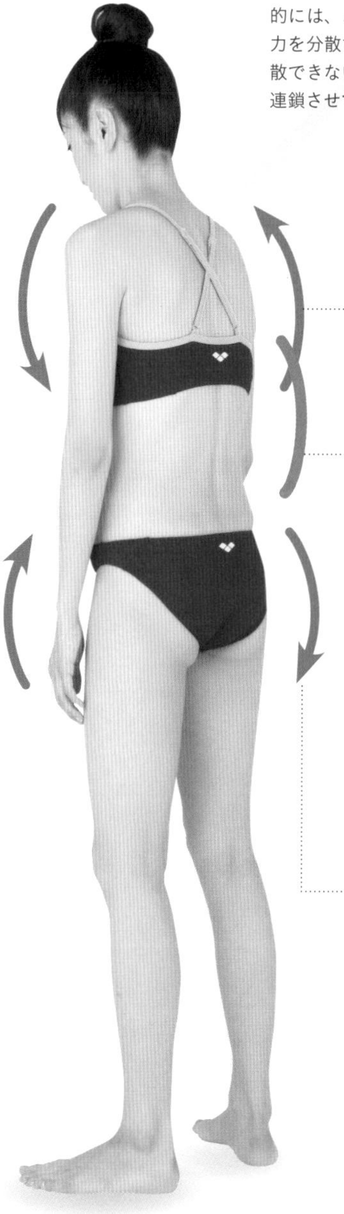

Bad

腰が下がると背中も丸くなり、胸も縮こまる。

Bad

丸くなったこの腰の部分が問題。腰を起点に負の流れが発生し、上体にも悪影響を与える。

Bad

腰が下がると骨盤も下がり、さらなる不調を引き起こす。

注意して!

こんな人は負の姿勢になりやすい

パソコンなどのデスクワークが中心の人

背中が丸まった状態で腕を酷使していると、指先の疲れが腕、肩、首に移動し、肩こりや頭痛の原因に。長時間同じ姿勢でのデスクワークには、腰の弾力が肝心。姿勢を正す意識をもとう。

イスに座ると脚を組むなどのクセがある人

脚を組む人は、腰の筋肉が疲れている証拠。腰に支える力がないので、脚を組んでねじりを加えて腰に力を集めている。しばらくならいいが、腰の筋肉の弾力を取り戻さなければ、腰痛の原因に。

ストレスを抱えからだを緊張させている人

ストレスを抱えていると、肩を落とした前かがみの猫背姿勢になりやすい。腰が下がった本格的な負の姿勢になる前に心身の緊張をゆるめておきたい。

女性のからだのしくみ 4

「腰の下がり」が、問題。その不具合は全身に連鎖する

背骨のS字カーブが大切

背骨は、力を吸収して分散する構造になっています。それに必要なのが「背骨のS字カーブ」。このカーブがあることでからだの重みを分散でき、また二足歩行に適した骨格が形成されています。しかし、最近ではこのカーブが失われつつあります。急激な環境の変化や間違った姿勢によって腰が下がり、カーブのない平板なからだの女性が急増しています。腰（骨盤）が下がると、腰椎のカーブが失われ、その影響から上半身に関連する2つのカーブ（胸椎《きょうつい》、頸椎《けいつい》）にも影響が出て、前屈姿勢となります。前かがみの姿勢では、からだの重みが分散されずに腰一点に集まってしまい、腰痛などの症状にもつながります。

腰の下がりが全身に連鎖するメカニズム

●全身への連鎖

腰の下がりから背中が丸まり、肩を落とした姿勢になると、胸郭の前側が圧迫される。肋間が詰まると肺や心臓に負担がかかり、呼吸や血流のはたらきが低下する。また、胸郭が下がったことで、胃腸の活動が鈍るなどの不具合が起きる。

●上体への連鎖

骨盤と背骨、肩甲骨、後頭骨は連動している。たとえば、腰が下がると背中は丸まり、左右の肩甲骨は外側に流れ、頭を前に出したような姿勢になる。そうなると肩のこり、手足の冷えなどの症状や、バストの下がり、肌のシワやたるみといった美容の悩みが発生することも。また、背中が丸まったことで胸椎が硬直し、心肺機能が弱まり、呼吸も浅くなってしまう。

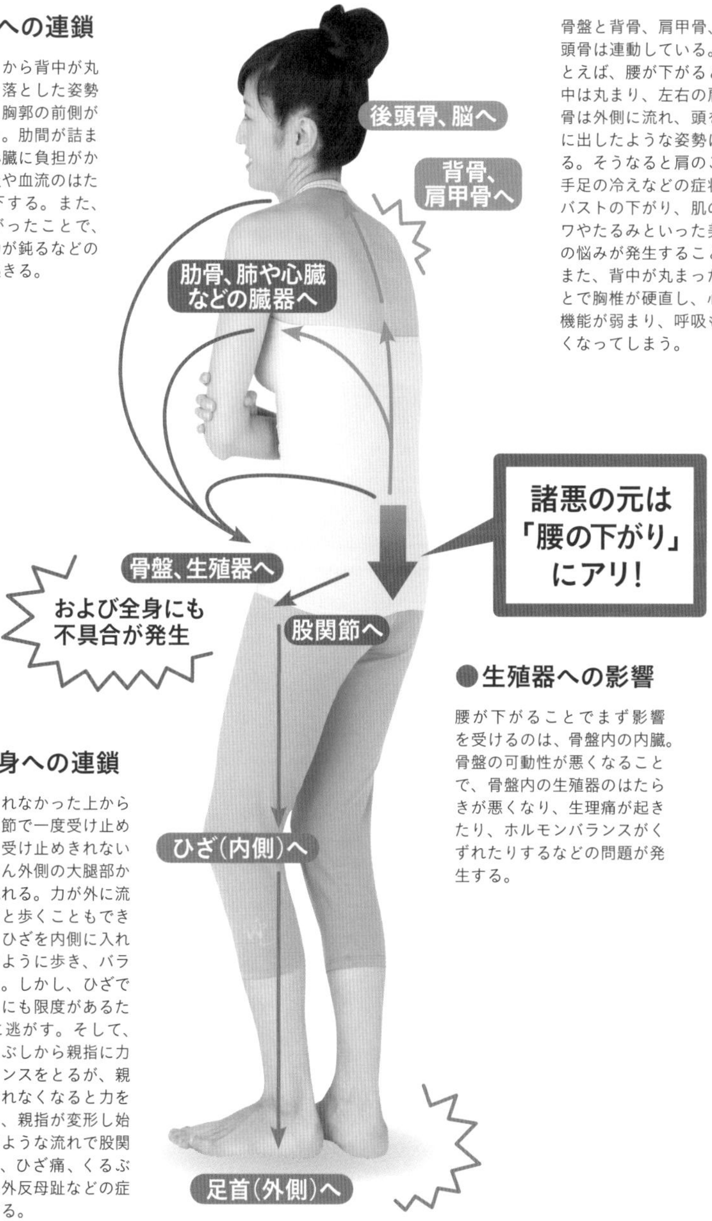

●生殖器への影響

腰が下がることでまず影響を受けるのは、骨盤内の内臓。骨盤の可動性が悪くなることで、骨盤内の生殖器のはたらきが悪くなり、生理痛が起きたり、ホルモンバランスがくずれたりするなどの問題が発生する。

●下半身への連鎖

腰で支えきれなかった上からの力は股関節で一度受け止められるが、受け止めきれない力はいったん外側の大腿部からひざに流れる。力が外に流れたままだと歩くこともできないので、ひざを内側に入れてがに股のように歩き、バランスをとる。しかし、ひざで受け止めるにも限度があるため力を外に逃がす。そして、足の外くるぶしから親指に力を流しバランスをとるが、親指で支えきれなくなると力を外に逃がし、親指が変形し始める。このような流れで股関節痛、O脚、ひざ痛、くるぶしの痛み、外反母趾などの症状につながる。

女性のからだのしくみ 5

知っておきたい、背骨の構造と関連機能

背骨には脳と筋肉、内臓をつなぐ重要な神経が走っている

全体がゆるくS字形に湾曲している背骨は、24個の椎骨《ついこつ》と仙骨《せんこつ》、尾骨《びこつ》からなっています。背骨周辺には、太い神経束が走っていて、脳からの情報はこの神経を伝って椎骨で分岐し、筋肉や内臓など全身に届きます。逆からの情報も同じ経路で脳へ。不調があれば、その信号が神経を伝わり、椎骨の周辺で硬直を生じさせるわけです。そして、ここでもうひとつ知っておいてほしいのが、椎骨のひとつひとつには、「腰椎４番は生殖器」などというように、関連する内臓があるということ。人体力学では、これを指標のひとつと考え、ほかの部位とも合わせて観察し、症状や原因をひも解いていきます。

背骨の構造と関連する内臓

背骨は24個の椎骨と仙骨と尾骨で構成され、椎骨と椎骨の間にある「椎間板《ついかんばん》」が緩衝材となっている。背骨の内側には、太い神経束が走っていて、椎骨のひとつひとつには、それぞれ関連する内臓がある。

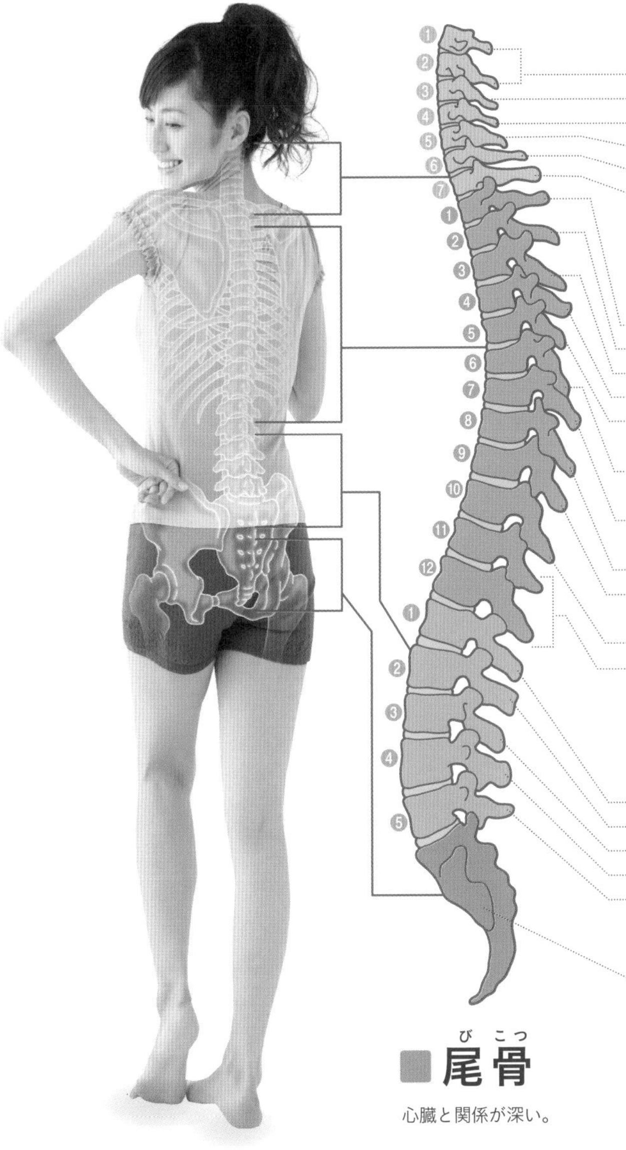

■ 頸椎《けいつい》（7個）

❶❷番　脳の血行
❸番　鼻の粘膜
❹番　耳
❺❻番　咽喉部
❻❼番　腕
❼番　迷走神経張力

■ 胸椎《きょうつい》（12個）

❶番　気管粘膜　血行　腕
❷番　胃　肝臓
❸番　肺
❹番　食道　肝臓　肺　心臓
❺番　耳　汗　体温調節
　胃の噴門部
❻番　大内臓神経
　胃の脈管運動
❼番　脾臓　消化器
　リンパ系
❽〜❿番　胃の拡張反射
❾番　肝臓　胆のう
　大動脈
❿番　腎臓　視力
⓫⓬番　小腸　卵巣　こう丸

■ 腰椎《ようつい》（5個）

❶番　性器　知覚　頭
❷番　性器　大腸　盲腸
❸番　性器　血行　腎臓
❹番　卵巣　こう丸
❺番　膀胱

■ 仙骨《せんこつ》

上から2番目の穴は生殖器に関連し、妊娠の早期発見の手がかりとなる。4番目の穴は肛門、膀胱、括約筋と関係が深い。

■ 尾骨《びこつ》

心臓と関係が深い。

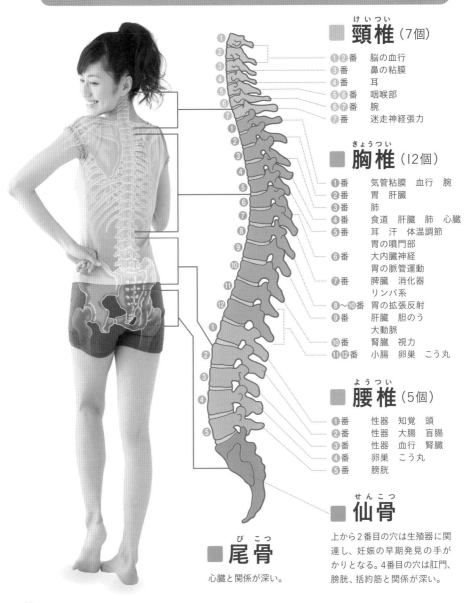

知っておきたい、筋肉の名称

前面

浅部 *outer muscle*

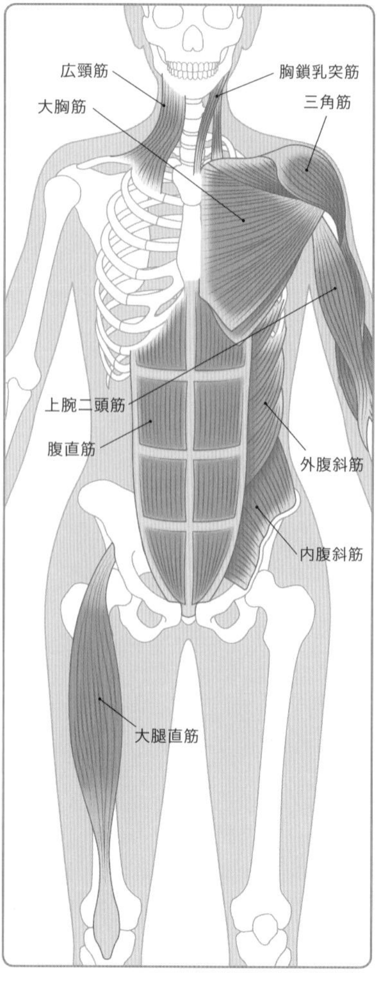

深部 *inner muscle*

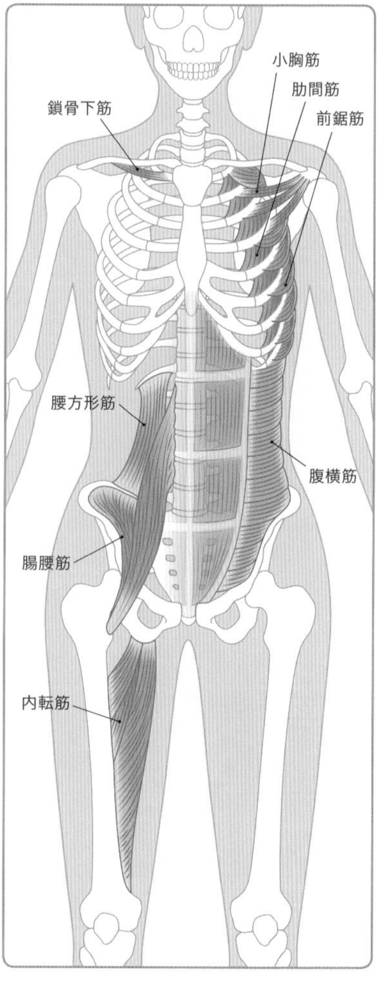

わたしたちのからだを動かしてくれる筋肉は、腱などを介して、骨とつながっています。人体力学体操では、この筋肉にはたらきかけながら、結果的に骨格に影響を及ぼしていきます。本書でもたびたび筋肉の名称が登場しますので、このページを見て位置の確認をしましょう。

背面

浅部 *outer muscle*

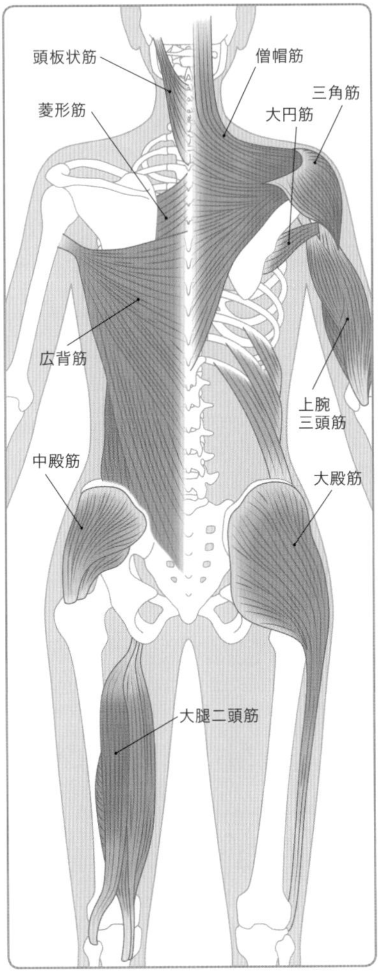

深部 *inner muscle*

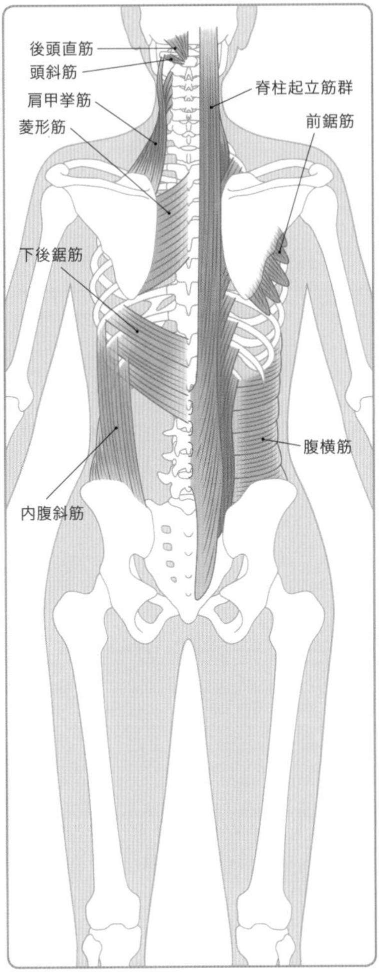

人体美学とは
中心に集まる力をつくり、スムーズにはたらくからだに変えること

女性は骨盤からからだを整えていく

人間のからだは、体重を受け流すようにつくられています。どこか一カ所でも不具合が生じると、それをカバーすべくほかの部位に負担がかかり、新たな不具合が発生します。こうした悪い流れの起点を探り、はたらくからだをつくっていくのが、人体力学です。女性の場合、悪い流れの根源のほとんどは、骨盤にあります。骨盤が動くことをチャンスと捉え、骨盤を整えていくことで、さまざまな悩みが解決に向かうでしょう。心も安定して、人間的な魅力も増すはずです。これが女性のための、女性にしかできない「人体美学」なのです。

からだはどう変わる？
人体美学で得られる
3大メリット

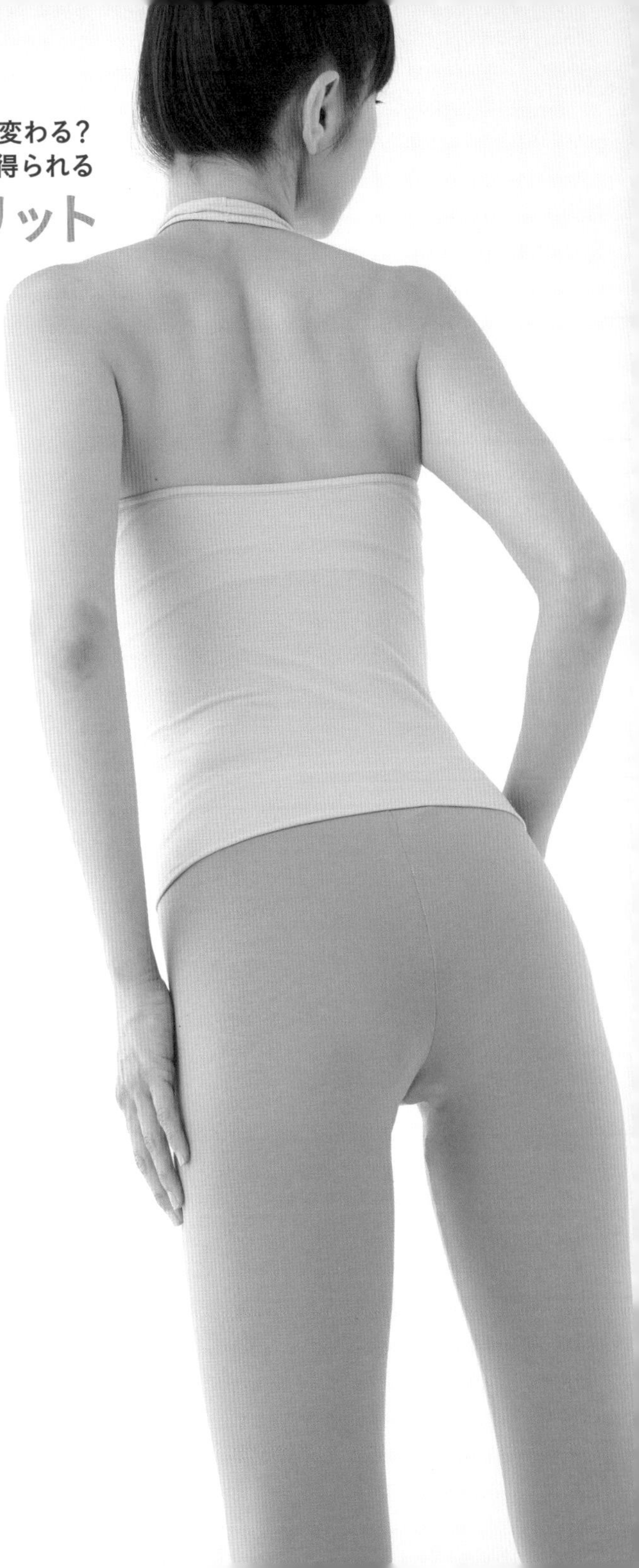

気になる症状や美容の悩みを根本から改善できる

からだの異常点を読みとり、その急処だけに正しくはたらきかけることで、つらい症状だけでなく、病気や美容のトラブルを引き起こした原因を、根本から消すことができる。

本来の機能を取り戻した動きのあるからだになる

内臓の機能、血行やリンパの流れがよくなり、ホルモンバランスも整う。自然治癒力（病気になったとき自然に治っていこうとする力）も本来の力を発揮。体質が改善し、動きのあるからだに生まれ変わる。

不調になっても長引かず回復できる

不調を根本から排除でき、動きのあるからだになると、たとえ再び不具合を抱えても、その状態は長引かず、からだはすぐに回復し、以前よりも健康なからだに再生する。

本書で紹介する人体力学体操とは

目的の箇所一点に力を集めることでからだをゆるめ、動きのあるからだをつくり、からだを変えていく

便利な世の中が進んで、からだを使わない生活をするようになりました。女性特有の骨盤の動きが失われ、骨盤を支えている筋肉も弱くなってしまっています。

解決方法は2つ。ひとつは整体操法（一般にいわれる施術）によって変えていく方法。もうひとつは体操によ

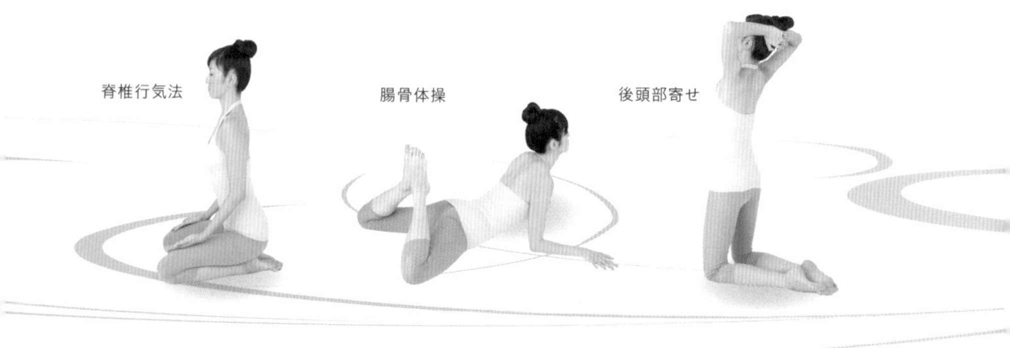

脊椎行気法　腸骨体操　後頭部寄せ

って変えていく方法です。井本整体の「人体力学体操」は、飛んだり跳ねたりするわけではなく、人体力学に基づいて設計したものです。ゆるめたいところ一点に力を集めて、耐えるだけ耐えて力を抜く、効果の高い体操です。2章で、骨盤を集中的に整えるための体操メソッドを、3章から5章では症状や目的別に重要な体操を数多く紹介していますので、みなさんぜひお試しください。

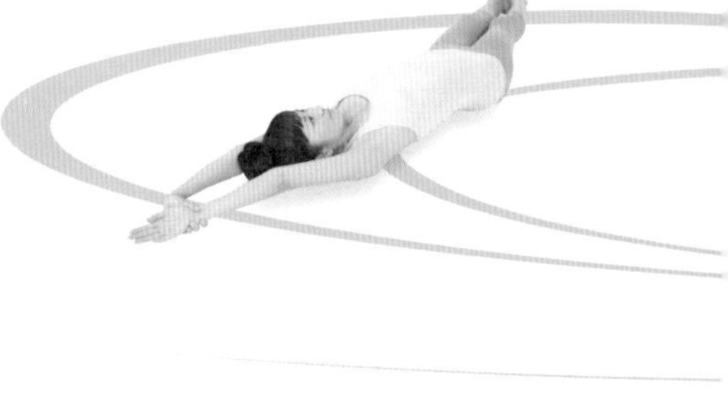

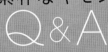

引っかけのＣ体操

人体力学体操とは？

素朴なギモン Q&A

人体力学体操はストレッチと同じですか？

硬くなった筋肉を伸ばしゆるめる、ということは同じですが、からだの使い方や動きの悪い箇所が個人によって違いますので、伸ばす方向や角度を自分で探りながら人体力学体操を行なうと、ピンポイントに刺激が集まり、効果が上がります。また、自分でからだの動かし方を注意しながら行なうと、体操後もからだをラクに動かせるようになります。

毎日やるべき？ハードでつらくはないですか？

自宅で畳１枚のスペースがあればできます。回数もたくさん行なう必要はなく、朝１回、夜１回、それで十分。運動が苦手な人でも、寝たまま数分間の体操を継続的に行なうことで、からだを改善できます。

人体力学体操でダイエットもできますか？

人体力学体操を行なうと、力が内に集まり、骨盤も締まってきます。この骨盤の締まる力というのが、実はパーツを内側に集める力の源であり、からだが引き締まって、結果的に痩せることにつながります。

人体力学体操を行なう前に

からだを活性化する呼吸法

深《しん》息《そく》法

普段から呼吸が浅く、
力のない下腹（下丹田）に
呼吸を誘導して、
弾力のあるおなかにする呼吸法。

回数の目安 ▶▶▶ 朝・晩に１回

1 腰にアーチをつくる

あお向けに寝る。両手のひらをお尻にあて、引き上げるようにし、腰に軽くアーチをつくる。

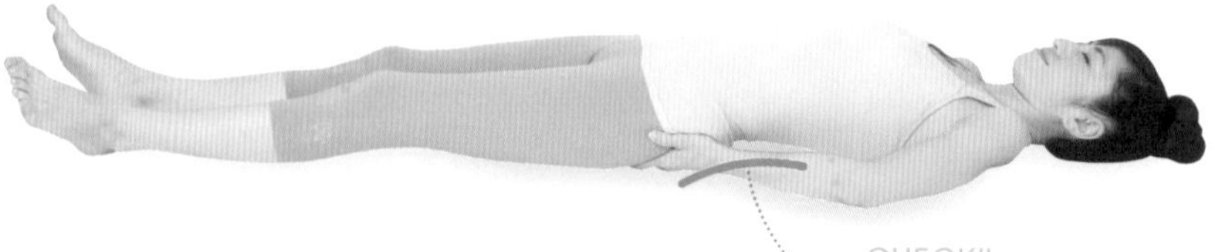

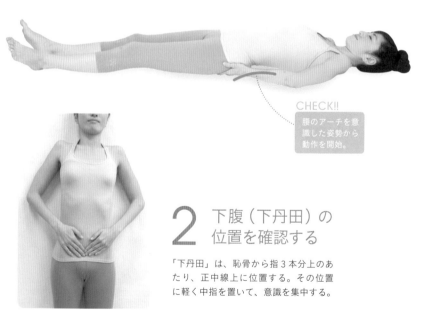

CHECK!!
腰のアーチを意識した姿勢から動作を開始。

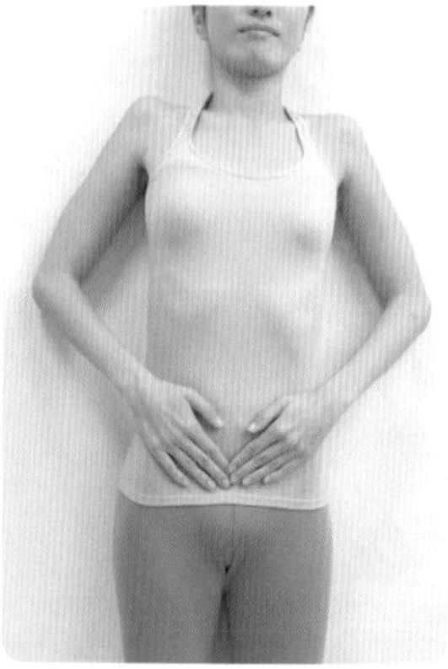

2 下腹（下丹田）の位置を確認する

「下丹田」は、恥骨から指３本分上のあたり、正中線上に位置する。その位置に軽く中指を置いて、意識を集中する。

弱った部分を活性化させて自律神経を整える呼吸法を紹介する。普段はもちろん、2章以降の体操と併せて行なうと、より効果が得られる。

3 目を閉じて、大きく息を吸い込む

指先をあてたポイントを感じながら、息を大きく吸い込む。

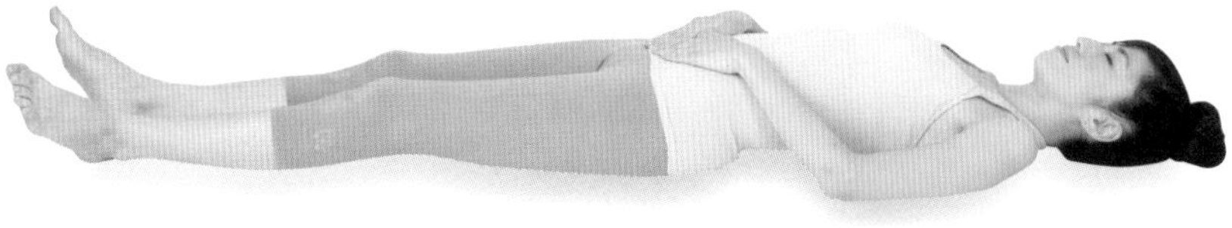

4 胸で浅い呼吸をする

息をゆっくり吐きながら、下腹部を60～70%ほどふくらませる。そのまま胸のあたりで浅い呼吸を繰り返す。慣れないうちは30秒間ほど、慣れてきたら時間を延ばして2～3分行なう。深息法を終えるときは、大きく息を吸い込み、ゆっくり吐きながら、右目、左目の順で目を開けて終える。

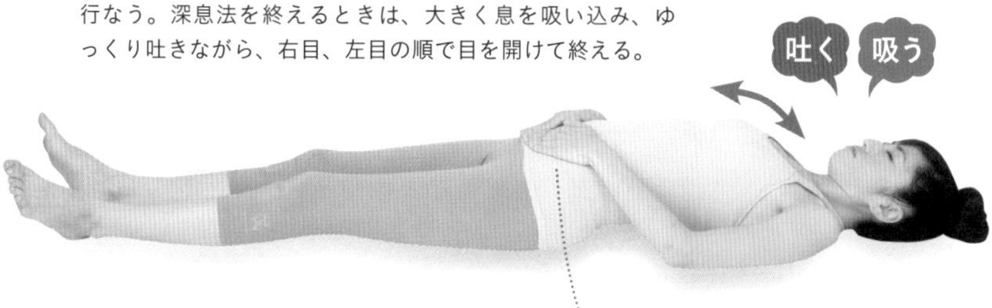

CHECK!!
おなかは60·～70%、そのまま胸で浅い呼吸を繰り返す。

Column 1

人体美学活用のヒント

おなかを診ればからだがわかる！
自分でできる、おなか観察操法

女性のおなかは、あたたかくて弾力があるもの。触って気持ちのいいおなかが、よいおなかです。ストレスを抱えていると上腹部が硬くなったり、イライラしていると“腹が立つ”というように腹直筋が硬くなったり、生理痛があるときは下腹部が冷たく、硬くなったりします。硬くなるのとは逆に、おなかの力がなくなってきたら、それは体力がなくなってきたサインです。自分のおなかがどうなっているか、日頃から触る習慣をつけておくとよいでしょう。

おなか観察操法
腹部寄せ

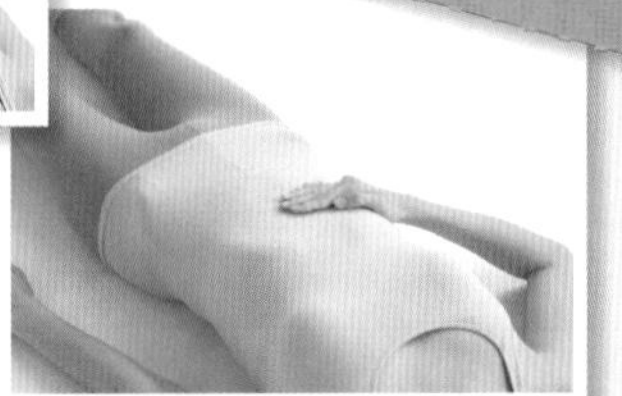

1 あお向けになり、手のひらでおなかを触ったり、軽く押したりしながら、おなかの状態を調べる。

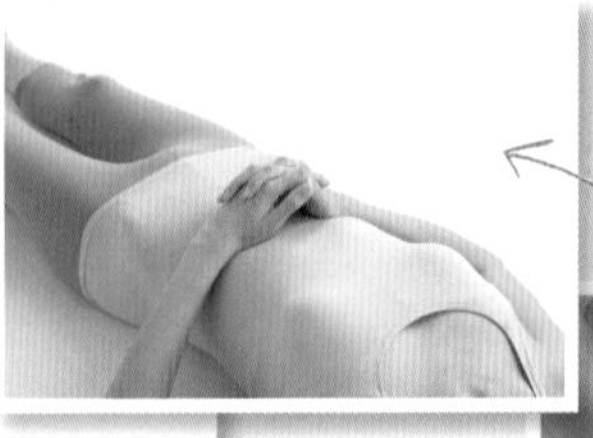

2 両手を組み、へそを包み込むようにする。

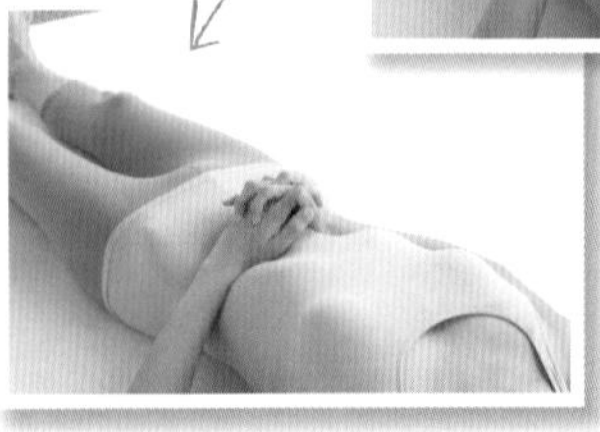

3 両手をおなかの中心に寄せてギュッと締め、しばらく保つ。へその上、へその下も同様に行なう。

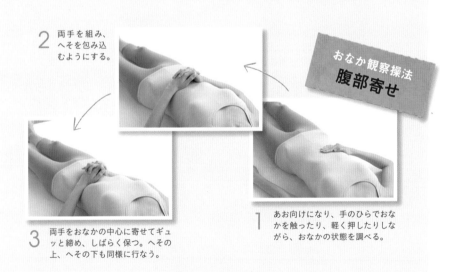

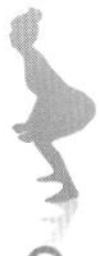

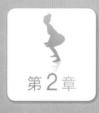

第2章

Special

骨盤を変えると女性の人生も変わる!

人体力学体操「骨盤メソッド」

※妊娠中、または妊娠の可能性のある人は、骨盤にアプローチする体操は行なわないようにしてください。

女性のからだの最重要ポイント
骨盤からアプローチ開始

第一に取り組むべきポイントは骨盤

骨盤は、S字に湾曲した背骨を支える土台です。下半身と上半身のつなぎ目なので、ときに大きな負担がかかります。さらに、女性の骨盤は、赤ちゃんをスムーズに産むために、骨盤がゆるむようにできています。ゆるむということは、ゆがみやすい場所であるといえます。この、動くということを逆手にとって、骨盤からからだを変えていくことが可能なのです。人体力学体操で、早速、骨盤にはたらきかけていきましょう。

骨盤が女性にとって重要な3つの理由

理由1
骨盤は、
からだを支える
土台である

理由2
骨盤は、
赤ちゃんを
育むための大切な
環境である

理由3
開閉するから
くずれやすい
↓
“変える”
ことができる!

骨盤を構成する骨の名称とはたらき

骨盤を構成する骨の各部名称とはたらきは、下図のとおり。
成人では腸骨、恥骨、坐骨の3つが融合して、ひとつの骨になっている。
また、仙骨と腸骨の間には関節があり、その動きによって骨盤は開閉する。

腸骨《ちょうこつ》

左右にある蝶のような形をした骨。この左右の腸骨に囲まれた領域に、腸や子宮、卵巣などの器官が収められている。腸骨は周期的に、微妙に開いたり閉じたりしている。また、腸骨の上縁を「腸骨稜」といい、手で縁をたどると骨盤の傾きや可動性の善し悪しを知ることができる。

仙骨《せんこつ》

腸骨に左右からはさまれるように、お尻の真ん中に位置している。形は逆三角形で、中央に「正中仙骨稜」、その左右に「仙骨孔」という穴が4つずつ開いている。女性の生殖器と関係が深く、女性のからだの要所。

仙腸関節《せんちょうかんせつ》

腸骨と仙骨をつなぐ関節。骨盤の開閉に関わる重要な関節である。

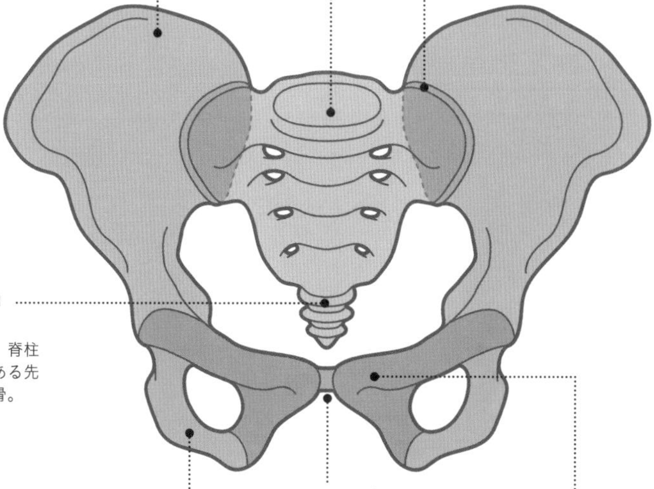

尾骨《びこつ》

仙骨の下方、脊柱の最下部にある先のとがった骨。

恥骨結合《ちこつけつごう》

左右に分かれた恥骨は、中央の「恥骨結合」という軟骨組織でくっついている。出産時に赤ちゃんが通りやすくするための構造。

坐骨《ざこつ》

腸骨の下のほうにある骨で、名前のとおり、イスに座ったとき、座面にあたってちょっと痛いところ。

恥骨《ちこつ》

腸骨の前下部に位置する骨。1枚の板状の骨ではなく、左右に分かれている。

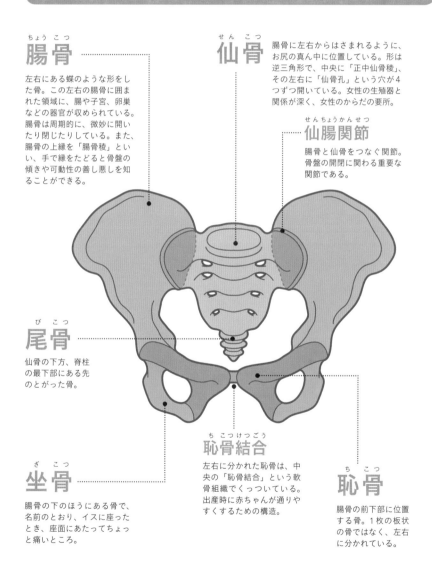

急処を的に、刺激してゆるめる！
人体力学体操の基本

効果を得るためには、的への意識が大切

本書で紹介する人体力学体操は、自力でからだを変えていく、すぐれた体操です。からだの目的となる部分を的に捉え、力を集めて刺激し、ゆるめることで、さまざまな症状を改善させます。効果を最大限に得るためには、的への意識が大切。どこに力を集めるべきか、どこを伸ばすべきか、などのポイントをしっかり意識しながら行ないましょう。正しく動くことは大切ですが、意識さえしておけば、最初はポーズを真似するだけでも効果はあります。からだが整うにつれ、いずれ正しくできるようになります。どんな角度でどこに力が集まるかなど、自分の感覚で理解し、正しい感覚を身につけて、極めていきましょう。

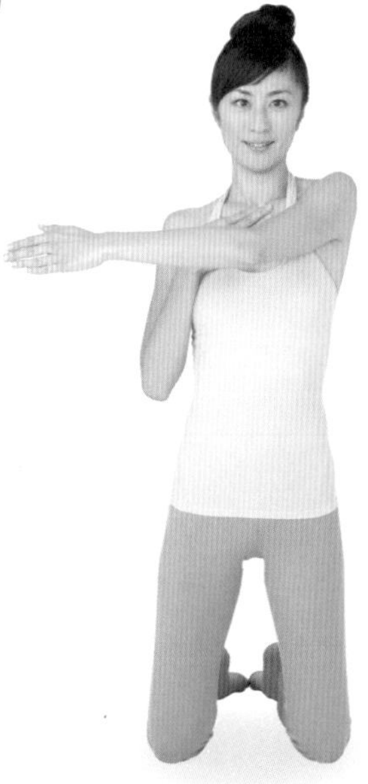

人体力学体操を行なううえで意識するべき重要ポイント

重要ポイント

1

関係の深い筋肉、からだの「急処」を狙い撃つ

人体力学体操は、その人自身が自分の筋肉にはたらきかけながら、結果的に骨格に影響を及ぼすような体操。日常生活のなかで動かせていない深部の筋肉や、「汗の急処は胸椎5番」など、骨や急処もターゲットになる。症状に出てくる箇所にアプローチすることもあるが、根本原因となる箇所を狙って刺激するほうが効果的なことが多い。そのため、ターゲットを意識することが非常に大切。

体操のプロセスではこのように表示

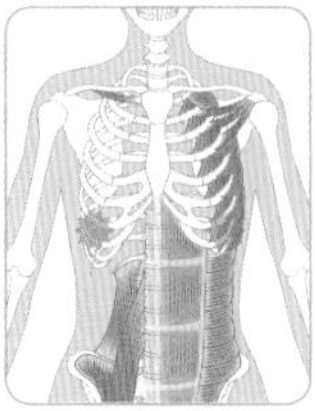

TARGET!!

意識するのはココ!

わきの肋間を意識。一点に絞った肋骨の力をゆるめないように。

重要ポイント

2

慎重に狙いを定め、小さな動きで力を集めていく

狙った場所に刺激を与えるとき、全身を大きく動かしてしまうと、どこが狙いたい部分なのか、自分のからだの状態を感じることができない。動きは小さくてよいので、からだの形をつくったら、手足を少しずつ動かして、徐々に狙いを定めていこう。引っかかったような感覚を感じたその場所が、問題がある場所だと思っていい。そこにグーっと意識を集めて、ピンポイントで刺激していこう。

体操のプロセスではこのように表示

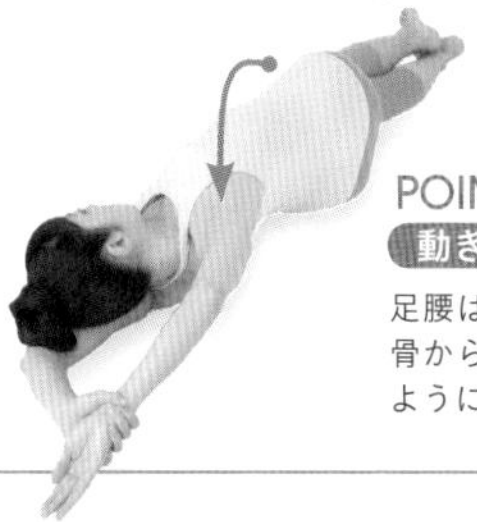

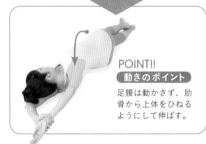

POINT!!

動きのポイント

足腰は動かさず、肋骨から上体をひねるようにして伸ばす。

ポイント*1*と*2*を守りながら、無理せずに体操を行なうと、少しずつですが、からだは改善されていきます。体操がうまくできたときは下腹に深い呼吸が入るため、からだがラクになっていきます。逆に、力んで体操を行なうと、目的の箇所に力が集まらず、首や肩が緊張したままの状態になってしまいます。最初のうちは、簡単で行ないやすい体操を選んで、からだをほどよくゆるめていきましょう。そして、徐々に、やりにくい、むずかしい、自分にとって本当に必要な体操にチャレンジしてみてください。

Special

人体力学体操

骨盤メソッド 1

腰のアーチの感覚をつかむ

基本の人体力学体操

実際に、人体力学体操を行なっていきましょう。この章では、骨盤の可動性と弾力性を取り戻すために、多々ある体操のなかからもっとも効果的なものを選んで組み合わせた、3つの骨盤メソッドをお伝えします。メソッド1は、「人体スクワット体操」。諸悪の根源である下がった腰を、よい流れを生む「アーチのある腰」に変えるための体操です。この体操を朝1回、夜1回行なうことを習慣づけてください。からだがある程度整ってきた人も、腰の状態は体調によって日々変化するもの。この体操がきちんとできるかどうかで、自分のからだの状態、変化を知ることができます。

骨盤メソッド 1 クイックガイド

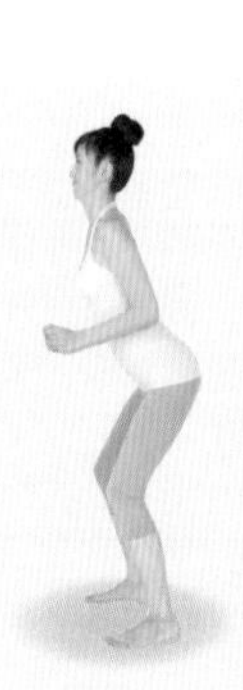

目的と効果

きれいな腰のアーチをつくるための基本体操。1日に朝と晩に1回ずつ行なうだけで、からだは確実に変わるはず。

体操を行なうタイミング

毎日。朝に1回、夜に1回

体操名

人体スクワット体操

▶▶▶ 42ページへ

健康で美しい姿勢の確認

健康で美しい姿勢とは、下図のように、腰にアーチがある姿勢のこと。背骨の腰のところには、5つの腰椎があるが、女性のからだの場合、腰椎４番がからだの中心。この腰椎４番を中心とする腰椎の湾曲を、「腰のアーチ」と呼んでいる。そして、この腰のアーチを起点にして、力が上へ下へと流れ、理想の姿勢となる。

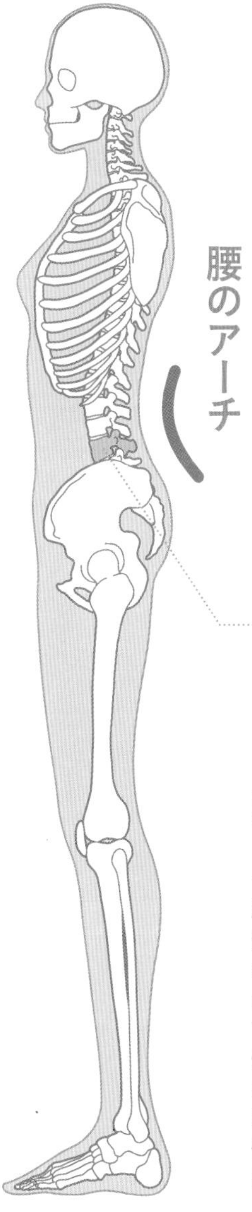

女性のからだの中心はココ！
腰椎４番

からだの中心 腰椎４番の見つけ方

腸骨（左右に出っ張っている腸骨上縁の腸骨稜）を結んだ線を、「ヤコビー線」という。このヤコビー線のすぐ上のセンターに腰椎４番は位置する。

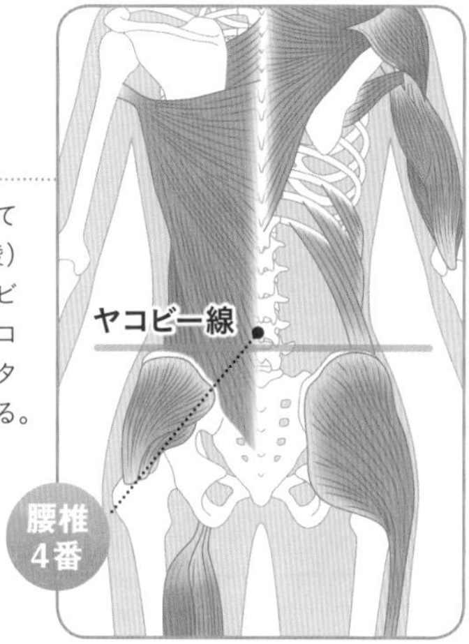

腰椎の構造とはたらき

腰のアーチをつくるのは、背骨の下部にある５つの腰椎。腰椎４番はからだの中心であり、生殖器と関係がある神経が出入りしている。その下の腰椎５番は泌尿器系だが、女性の場合は生殖器とも関係している。また腰椎５番は仙骨とつながっているため、腰椎の動きが悪くなると、仙骨も動かなくなり、骨盤も、骨盤内の内臓のはたらきにも影響が出る。

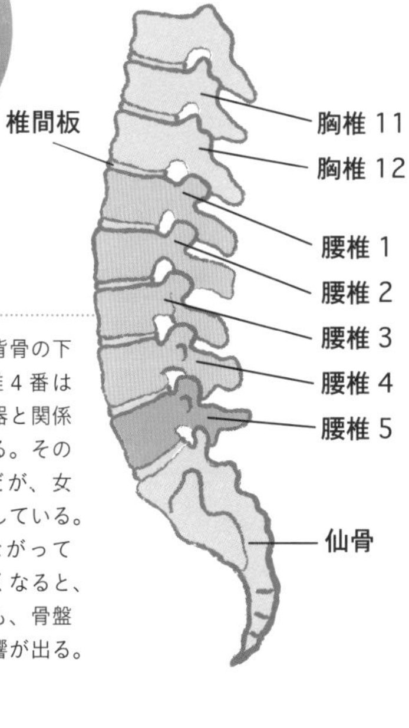

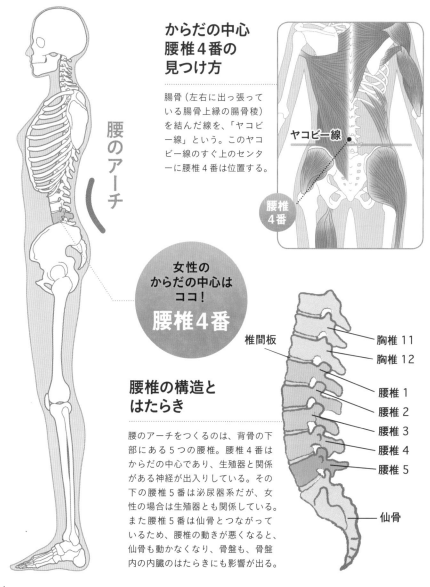

人体スクワット体操

腰のアーチをつくりながら立ち上がる体操。正しい姿勢をつくる。

回数の目安 ▸▸▸ 1回

1 腰を丸めてしゃがむ

両足を腰幅に開げ、床にかかとをつけたまま、腰を丸めてしゃがむ。

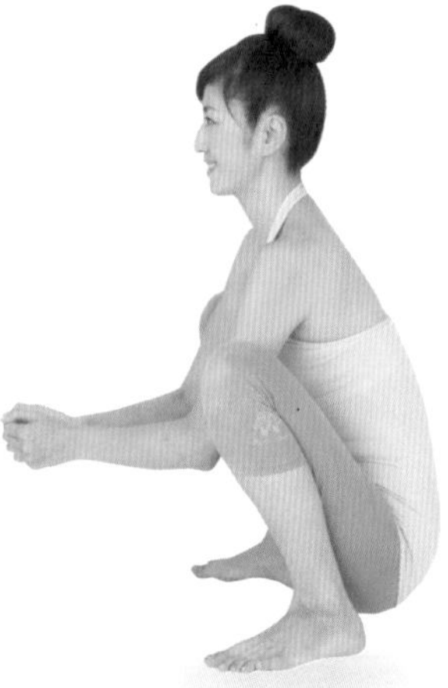

CHECK!!
最初に腰を丸めることで、そのあとに腰を伸ばしたときに力が集まる。

2 ゆっくりと立ち上がる

お尻を突き出すようにして、ゆっくりと立ち上がる。頭のてっぺんに引っ張っていくイメージで行なう。

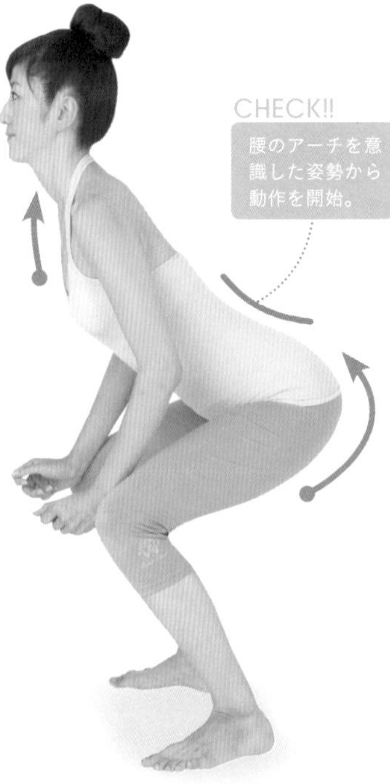

CHECK!!
腰のアーチを意識した姿勢から動作を開始。

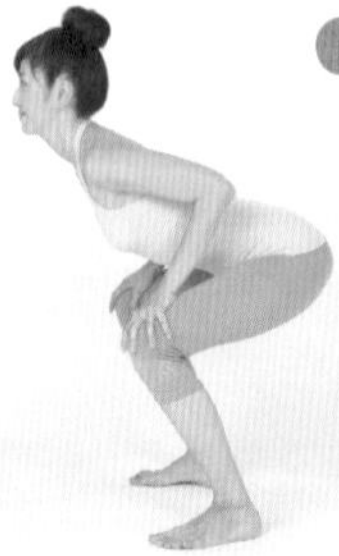

これでもOK！

うまく立てないときは、手のひらを太ももに置いて支えながら行なってもOK。

POINT!!
動きのポイント

形をつくった腰を起点に胸を張り、さらに胸を開くように上体を起こしていく。

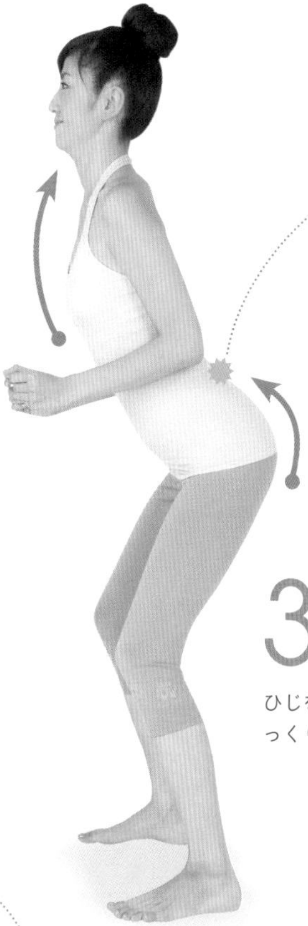

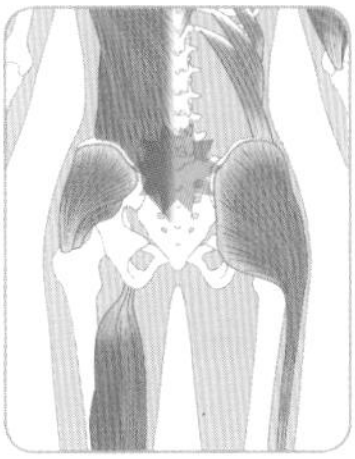

TARGET!!
意識するのはココ!

からだの中心である腰椎4番、その下の仙骨までに意識を集中する。

3 胸を張り、上体を起こす

ひじを後ろに引いて胸を張り、ゆっくりと上体を起こしていく。

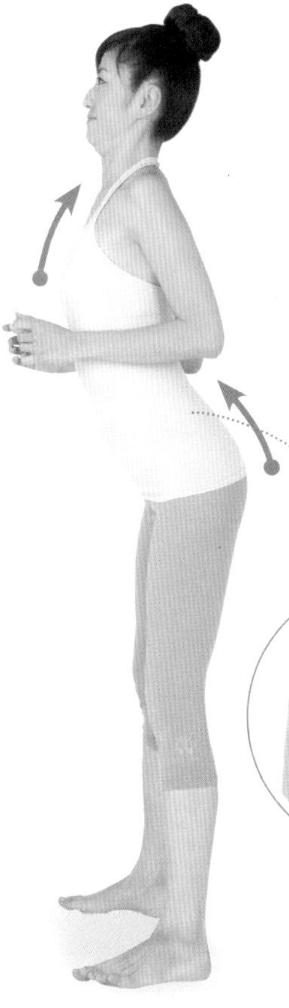

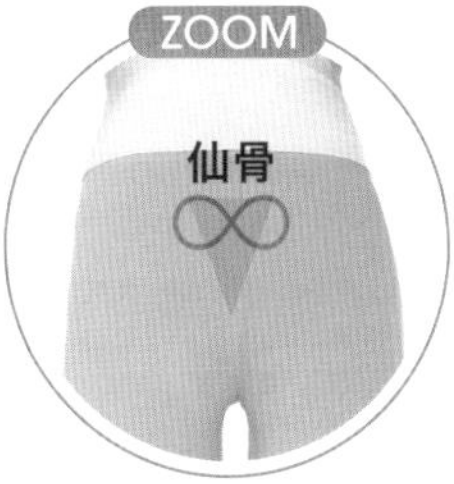

4 立ち上がってお尻を動かす

ほぼ直立になるまで立ち上がったら、仙骨を軸にして仙腸関節を動かすつもりで、仙骨で「∞字」を描くように動かす。ゆっくり、小さく、3～5回動かせばよい。

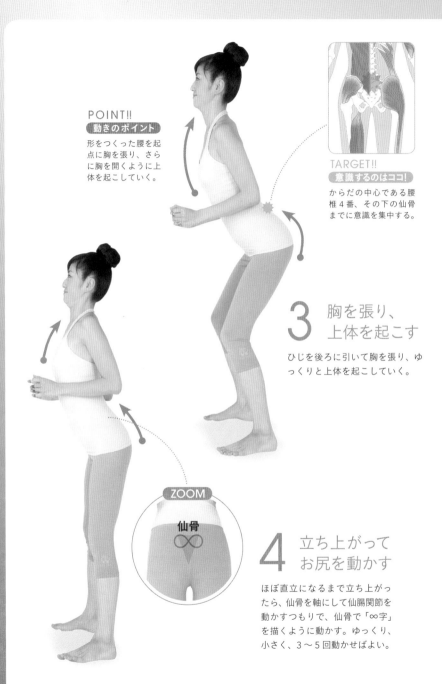

Special

人体力学体操

骨盤メソッド2

骨盤からからだを変えていく
3ステップ骨盤調整法

メソッド2は、3つの体操で構成しています。腰が下がった姿勢では、からだの重みを腰で支えられないため、力がダイレクトに足のほうに流れていきます。その重みを最初に受けなければならないのが、腸骨であり、股関節です。負担がだんだん大きくなってくると、からだはこの箇所を固めてなんとか耐えようとします。そこで、固まって流れが詰まってしまった股関節と腸骨を体操でゆるめ、正常にはたらくようにします。さらに呼吸法により骨盤内臓器を整えていきます。3つの体操をセットで朝1回、夜1回行なってください。しばらく続ければ、骨盤の可動性、弾力性を取り戻せるはずです。

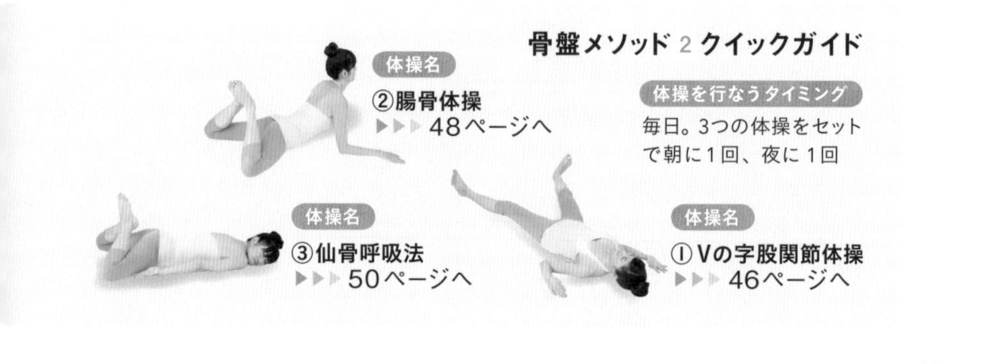

3ステップで順番に、確実に!!

骨盤を調整してしなやかな腰に変える!

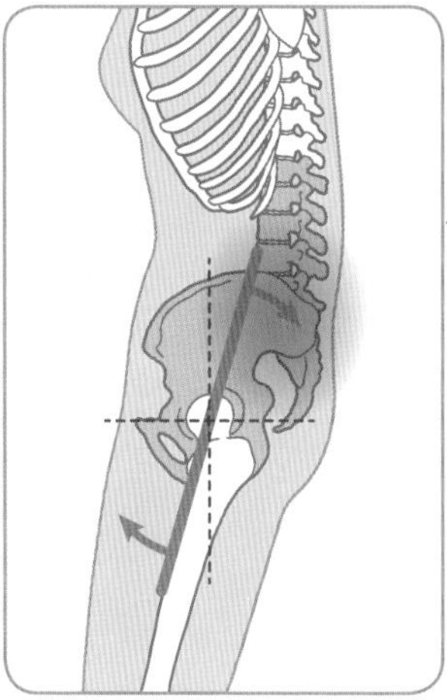

Step 1

股関節の力の詰まりをとる

腰が下がった姿勢では、上からの力は、分散されずに股関節へと流れてくる。負担に耐えているうちに、股関節周辺の筋肉が硬くなり、やがては股関節が固まってしまう。こうした力の詰まりをとることから、スタート。

Step 2

諸悪の根源である“腰の下がり”を戻す

2段階目で、いよいよ、下がった腰を上げるという身体操作を行なう。ヤコビー線（P41参照）のところ、腸骨稜の縁のラインを手で触って確認し、ここをゆるめて溝をはっきりさせるのが目標。ヒップアップ効果がとても大きいので、積極的に行ないたい。

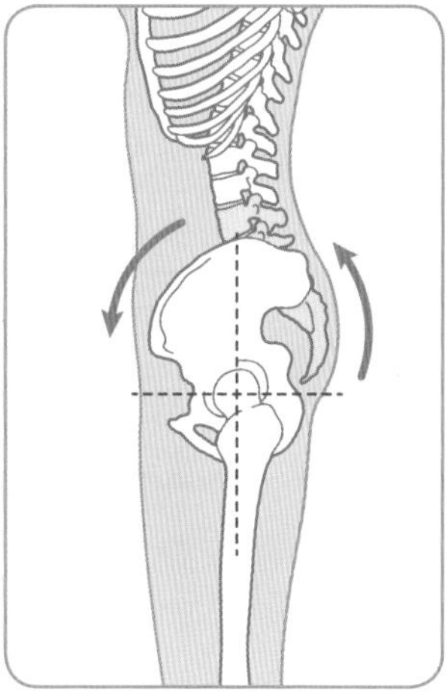

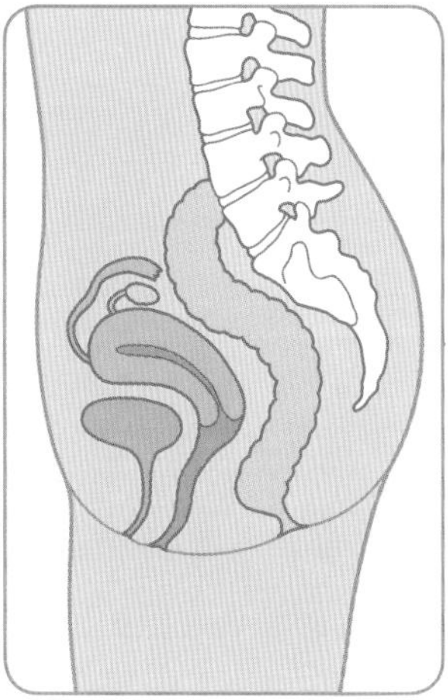

Step 3

骨盤内臓器のはたらきを活性化する

腸骨稜の縁のラインをゆるめたら、仙骨をゆるめて仕上げを。骨盤の可動性、弾力性を高めると同時に、骨盤内に収められた子宮や卵巣、腸、膀胱などの内臓にもはたらきかけて活性化する。

目的と効果

人体力学理論による、骨盤調整法。股関節、腸骨、仙骨と順番にアプローチして、確実に、正常に“よくはたらく”骨盤をつくる。

Vの字 股関節体操

骨盤の下がりによる、股関節への
負担をやわらげる体操。
股関節をゆるめて腸骨へ力を
集めることで腰の硬直がゆるむ。

回数の目安 ▸▸▸ 1回

1 あお向けに寝る

あお向けに寝る。両足は腰幅に開き、両手は伸ばしてからだの横に置く。

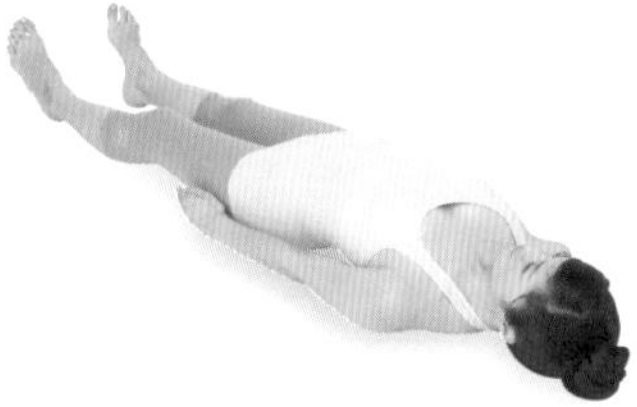

2 両ひざを曲げ 腕を上げる

両ひざを曲げておなかに近づける。同時に、両腕はひじを伸ばしたまま、頭方向に上げる。このとき、肋骨をグーっと持ち上げるようにする。

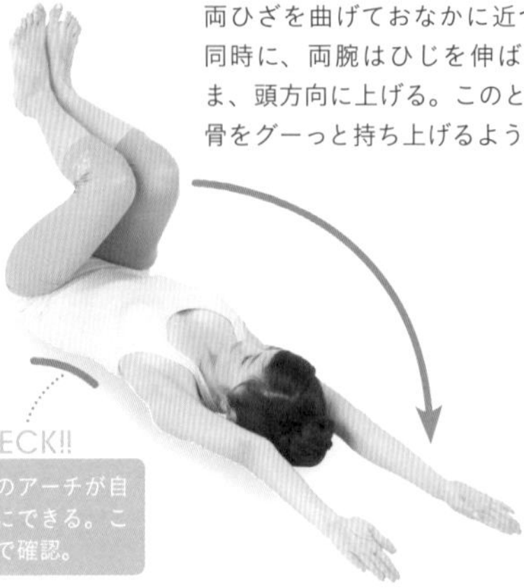

CHECK!!

腰のアーチが自然にできる。ここで確認。

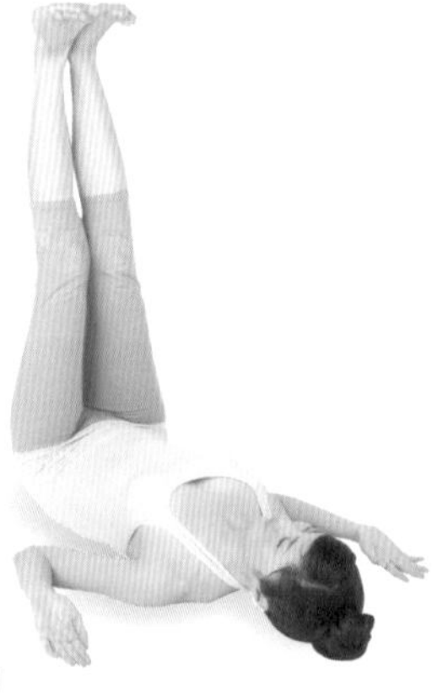

3 両ひざを伸ばす

曲げていたひざを上に向けて伸ばし、両ひじを曲げて、肩甲骨を軽く内に寄せる。

POINT!!

動きのポイント

両足を開き、太もも内側にある内転筋をここでよく伸ばしておくと、股関節の詰まりがとれやすくなる。

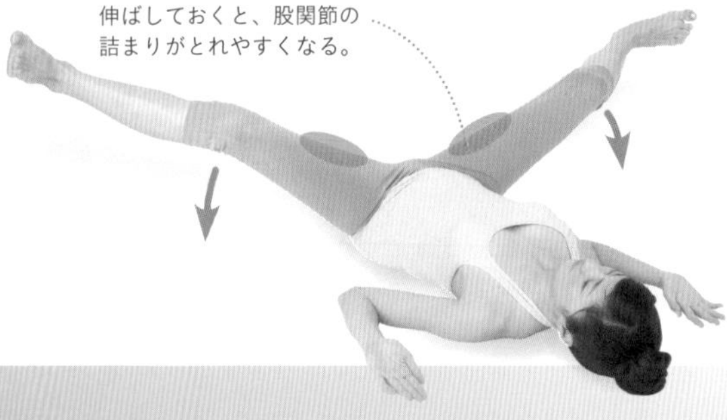

4 両足を 大きく開く

両足を左右に開き、足の重みで、よく内転筋を伸ばす。

5 両足をゆっくり回転させる

両足を少し閉じ、両足を非常にゆっくりと、円を描くように小さく回転させる。内から外、外から内にそれぞれ3回転ずつ行なう。

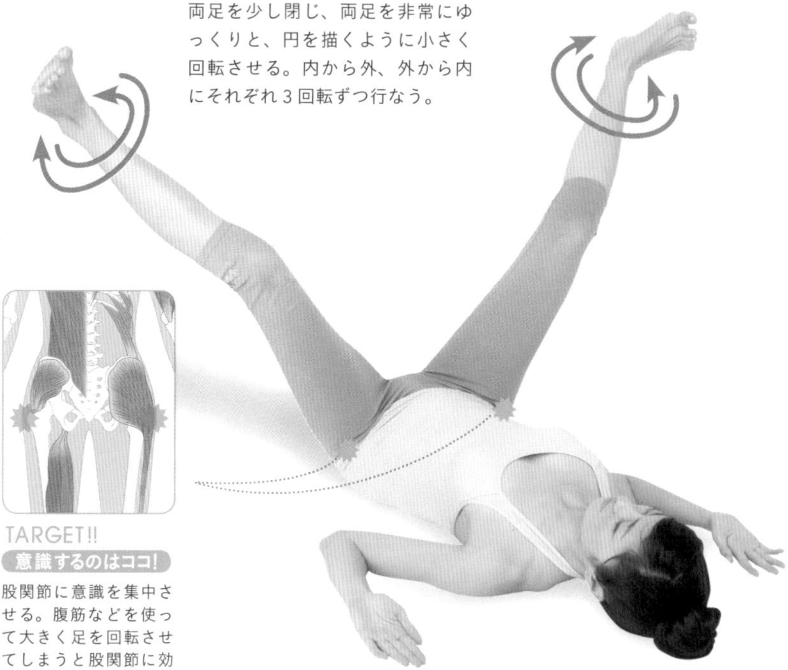

TARGET!!

意識するのはココ!

股関節に意識を集中させる。腹筋などを使って大きく足を回転させてしまうと股関節に効かない。

6 ゆっくり足を下ろす

3呼吸キープ

回し終わったら、足を開いたまま、できるだけゆっくりと下ろしていく。足を下ろすときは、腹筋に力が入らないように注意し、股関節を軸に、腰に力が入るように下ろす。床についたら3呼吸の間キープして、力をゆるめる。

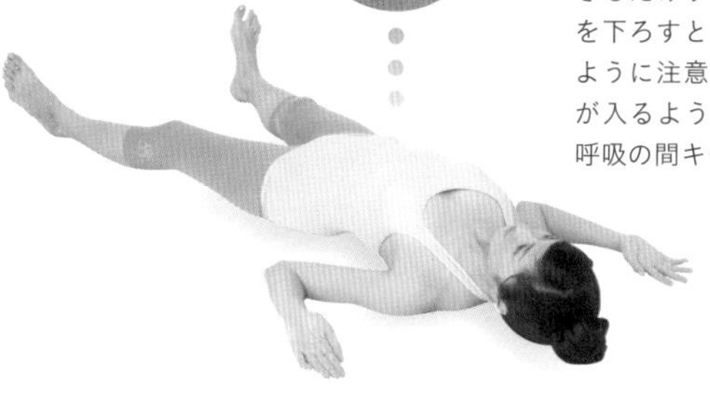

腸骨体操

腸骨にはたらきかける体操。
骨盤周辺の骨の動きが悪くなり
起こる硬直を緩和し、
骨盤の位置を正常な状態に戻す。

回数の目安 ▸▸▸ 1回

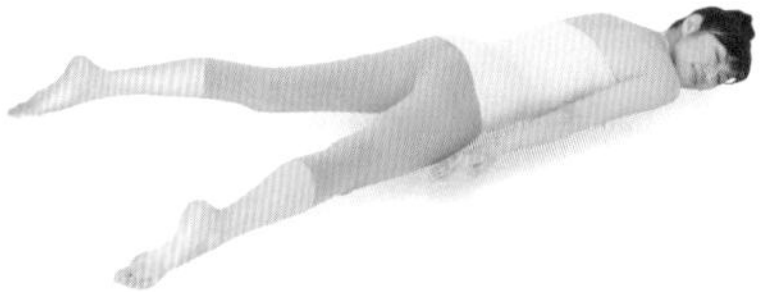

1 うつ伏せに寝る

うつ伏せに寝る。両足は、腰（腸骨のヤコビー線）に軽く力が入るところまで開く。両手はからだの横で伸ばし、手のひらを床につける。

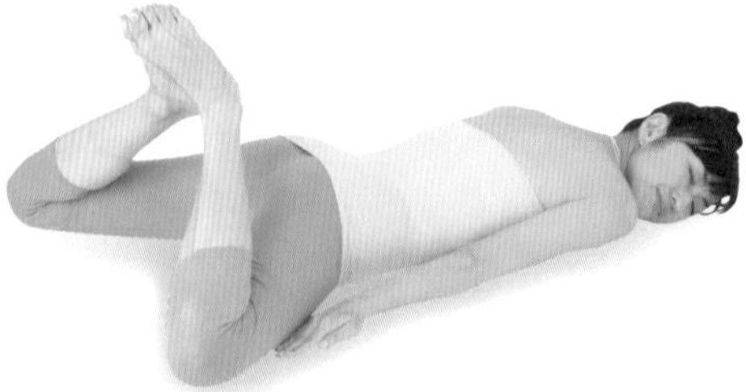

2 両足の裏を合わせる

両ひざを曲げて、両足の裏を合わせる。その状態を保ったまま、かかとをお尻へ近づけていく。

3 つま先を上に向けてキープする

できるだけかかとをお尻に引きつけたら、つま先を天井方向に向け、3呼吸の間キープする。うまく腸骨に力が集まった人はここで終了。腸骨に力がうまく集まらない場合は、4以降に進む。

POINT!!
動きのポイント

つま先がゆるんでいるような状態だと、狙った箇所に力を集めることができない。つま先を天井方向に向けよう。

3呼吸キープ

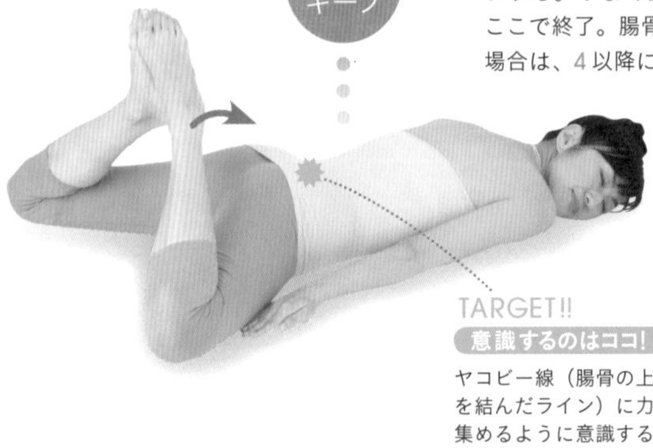

TARGET!!
意識するのはココ！

ヤコビー線（腸骨の上縁を結んだライン）に力を集めるように意識する。

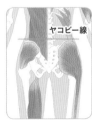

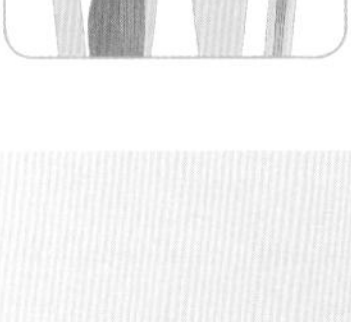

4 両手を床から離さずに上げる

両足の裏は合わせたまま、いったん力をゆるめる。手のひらを床から離さず、床をはわせるようにして、肩上まで上げる。

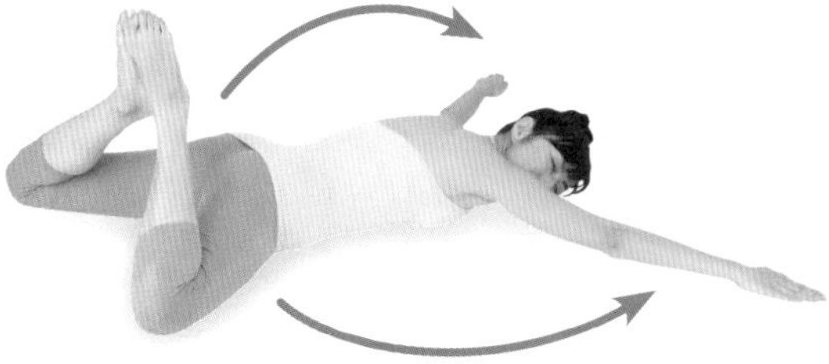

POINT!!
動きのポイント

腰は動かさない。背筋を伸ばし、胸を張るように上半身を起こしていく。

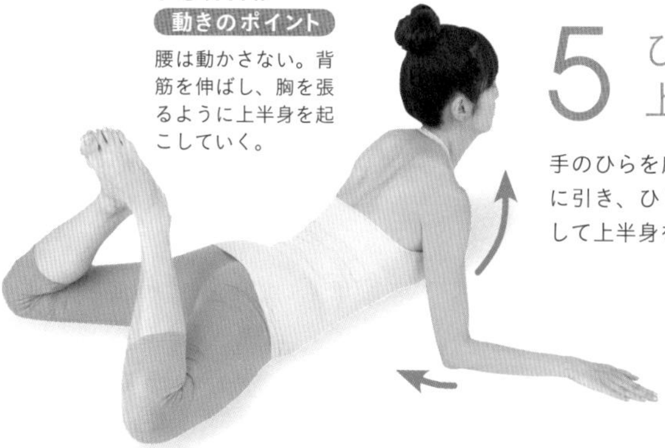

5 ひじを引いて上半身を起こす

手のひらを床から離さずひじを手前に引き、ひじから指先までを支えにして上半身を起こす。

6 上半身の力を腰に集める

上半身の力を腰に集中させると同時に、両足の裏を合わせた状態でかかとをお尻に引きつけ、つま先を天井方向に向ける。3呼吸の間キープして、力をゆるめる。

TARGET!!
意識するのはココ!

ヤコビー線（腸骨の上縁を結んだライン）を意識。上半身も使って力をこのラインに集めていく。

3呼吸
キープ

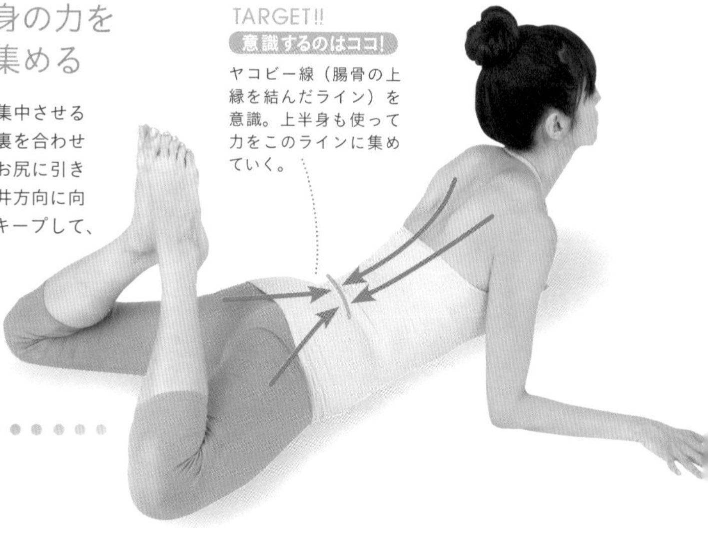

※腹部に強い負荷がかかるため、妊娠中の方、妊娠の可能性がある方は行なわないでください。

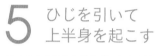

仙骨呼吸法

生殖器系、泌尿器系など
骨盤内臓器との関係が深い仙骨の
はたらきをよくする。
仙骨で呼吸しているような
イメージで行なう。

回数の目安 ▸▸▸ 1回
（10〜20呼吸）

1 うつ伏せに寝る

うつ伏せに寝る。両手はからだの横で伸ばし、手の甲を床につける。顔は左右どちらかに向ける。

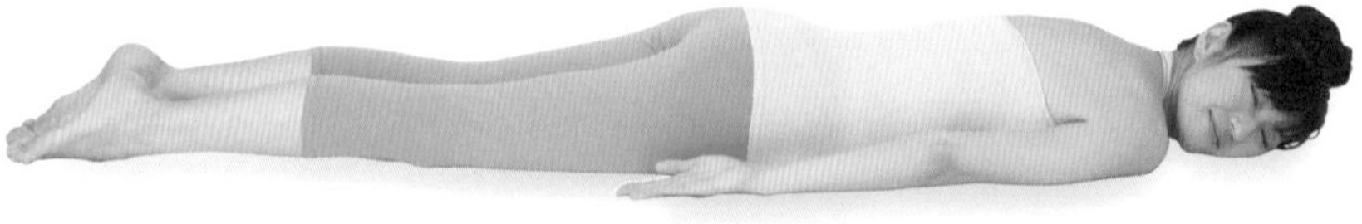

2 両足の裏を軽く合わせる

両ひざを曲げて、両足の裏を軽く合わせる。

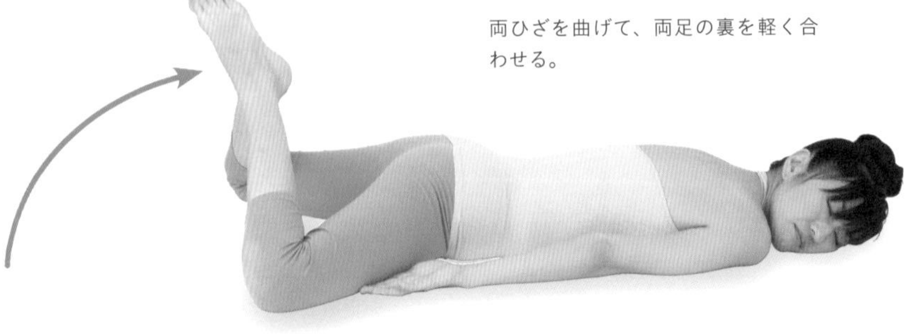

3 呼吸に合わせて足を動かす

息を吸うときは足をお尻に近づけ、吐くときに戻す。息を吸うときに、仙骨の下から上へ、呼吸を通していくように意識する。これを仙骨で呼吸しているイメージになるまで、繰り返す。

約1分　繰り返す

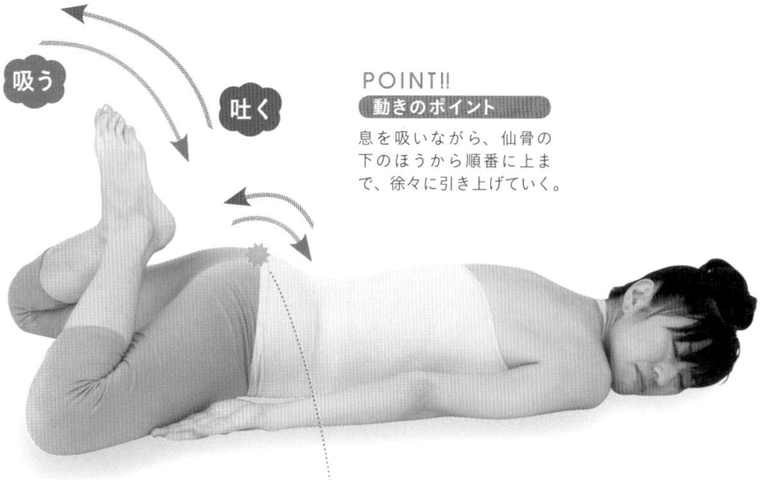

POINT!!

動きのポイント

息を吸いながら、仙骨の下のほうから順番に上まで、徐々に引き上げていく。

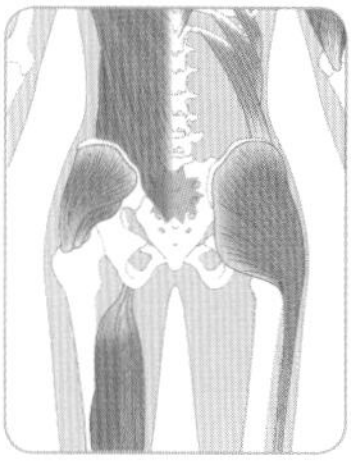

TARGET!!

意識するのはココ!

仙骨を意識。仙骨の下から上へ、呼吸を通していくようなイメージで行なう。

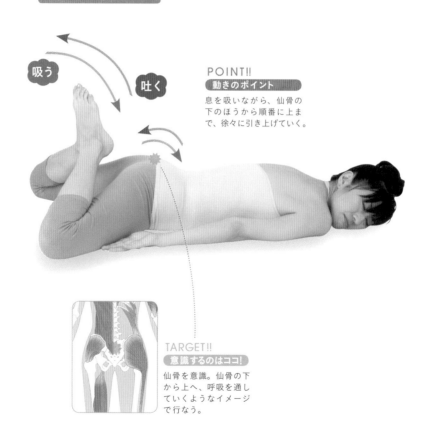

人体力学体操

骨盤メソッド3

生理のチャンスを活かす!
「骨盤をぎゅっと引き締める」体操

子どもを産むように設計されている女性の骨盤は、生理周期に合わせて開いたり閉じたりします。その生理周期に合わせて、ここぞというタイミングで行なう新しい人体力学体

生理と骨盤開閉の関係

……16　15　14　13　12…

▲
このころ排卵

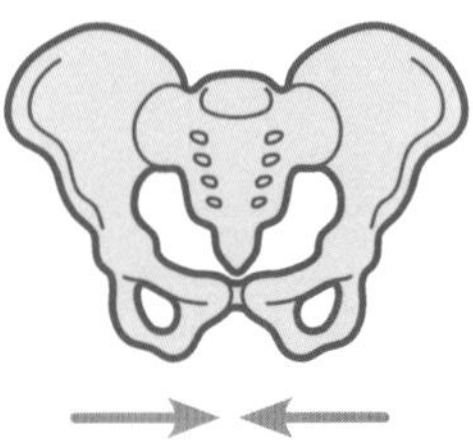

排卵時には骨盤はしっかり締まりきった状態になる。

骨盤メソッド3 クイックガイド

体操を行なうタイミング

生理終了日から5日間
朝に1回、夜にも1回

体操名

内転筋を使った骨盤挙上法

▶▶▶ 54ページへ

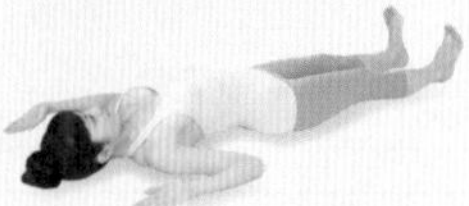

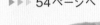

目的と効果

骨盤が閉じることで生理が終了する。この体操で、閉じるきっかけをつくり、促すことで、骨盤をきれいに引き締めることができる。

操をつくりました。骨盤がだんだんと締まっていき、生理が終了しますが、このときにきちんと美しい形で骨盤を締めることが重要。メソッド3は、生理終了時に開閉しづらくなっている骨盤を刺激し、きちんと美しい形で閉じていくきっかけをつくってあげる、そんな体操です。

どうなる？

骨盤の開閉がスムーズだと……

生理がラクである。排卵時には骨盤はしっかり締まった状態になり、生理前には骨盤がスムーズに開き始める。生理中は少し重い感じがあっても、生理痛はない。生理4日目ごろには、骨盤が締まって出血がすっきりとおさまる。

骨盤の開閉がうまくいかないと……

生理がつらくなる。排卵時に骨盤が締まりきらず、排卵後も開きが悪い状態に。生理中も骨盤がなかなか開かないため、下腹部の痛みや頭痛が発生。骨盤が締まらないまま4日目を迎え、だらだらと出血は続き、体調は回復しない。

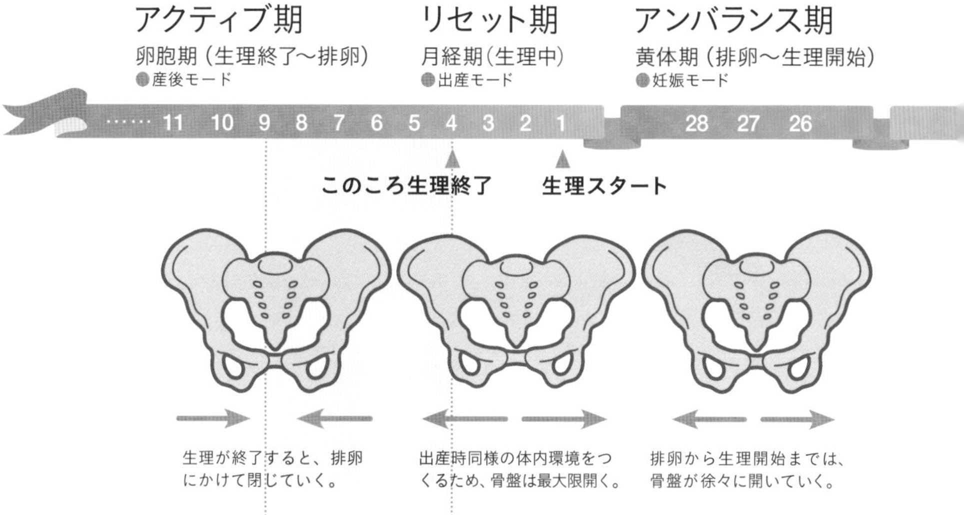

生理終了日から5日間で骨盤をぎゅっと引き締める!

内転筋を使った骨盤挙《きょ》上《じょう》法

恥骨と結合している内転筋を使い、その力で骨盤を挙上させる体操。

回数の目安 ▸▸▸ 1回

1 あお向けに寝る

あお向けに寝る。両足は腰幅に伸ばし、両手は伸ばしてからだの横に置く。

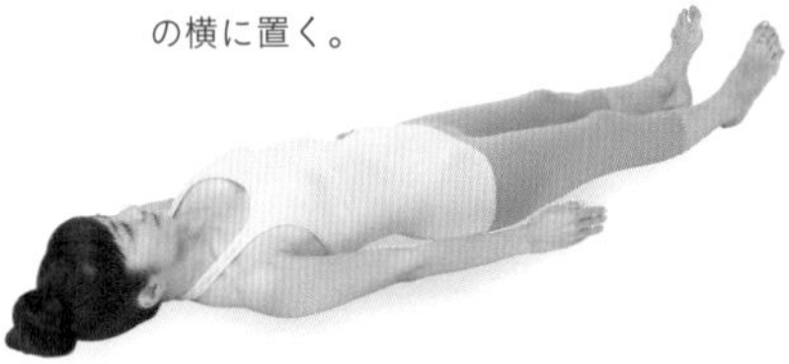

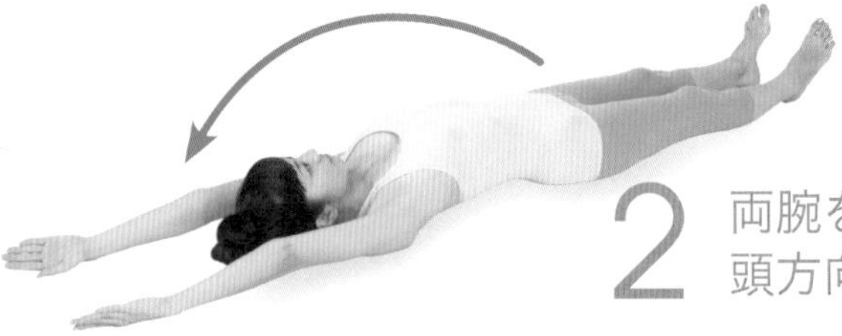

2 両腕を頭方向に上げる

ひじを伸ばしたまま、両腕を頭方向に上げる。

3 ひじを曲げてゆっくり下ろす

ひじを外側に張り出すようにしながら曲げ、そのまま孤を描くようにゆっくりと下ろす。

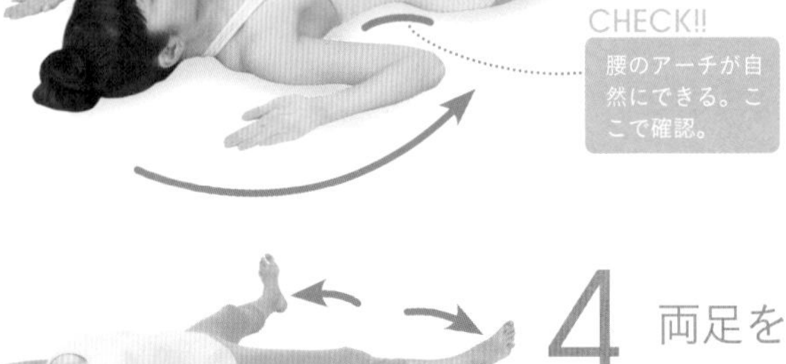

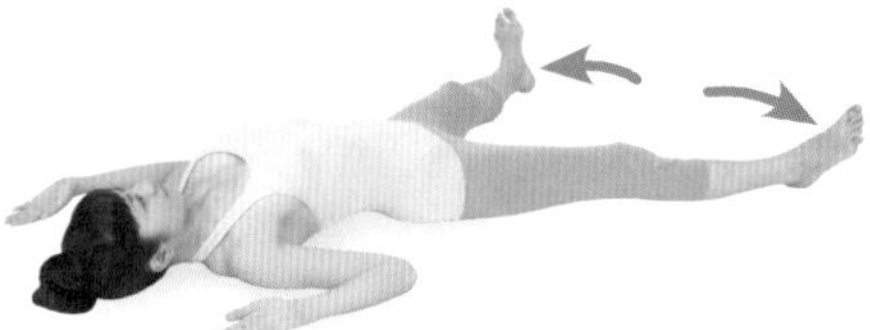

4 両足を開く

両足を開く。最大に開いたときの9割程度になるよう、幅を調整する。

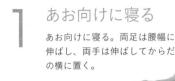

5 つま先を起こして内転筋に力を入れる

つま先を起こし、内転筋に力を入れながら、ゆっくりと両足を閉じる。

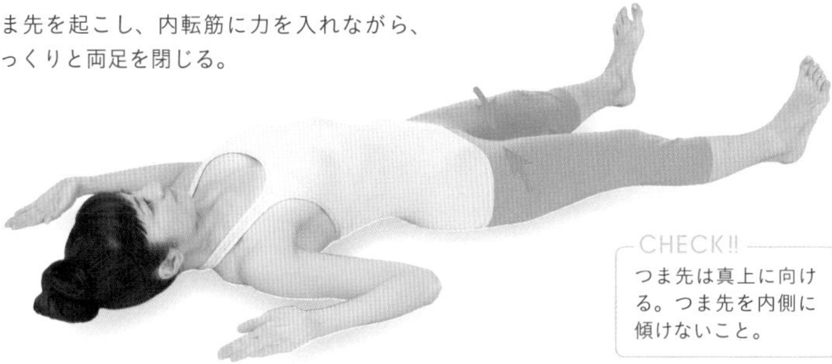

CHECK!!

つま先は真上に向ける。つま先を内側に傾けないこと。

6 かかとを突き出してさらに閉じる

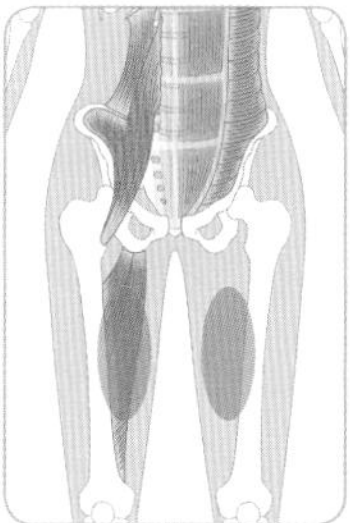

TARGET!!

意識するのはココ!

内ももの内転筋は骨盤の下部にある恥骨と結合している。内転筋を使って、自然にヒップアップするように足を閉じよう。

両足を、3分の2程度閉じたら、アキレス腱を伸ばすようにかかとを突き出し、こぶしひとつ分まで閉じる。5と6の動きは、一連の動きのなかで行なう。3呼吸の間キープし、力をゆるめる。

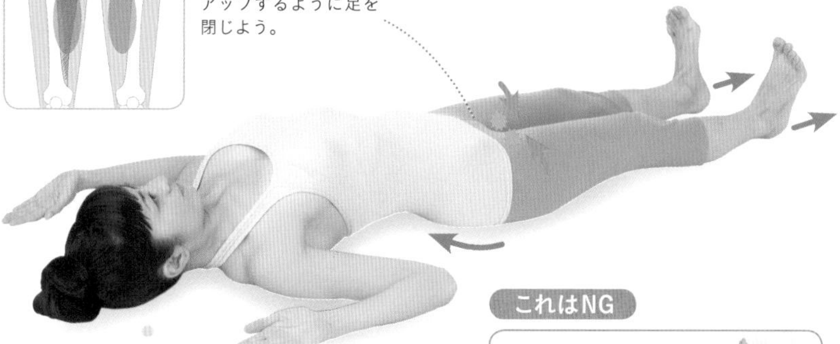

3呼吸キープ

これはNG

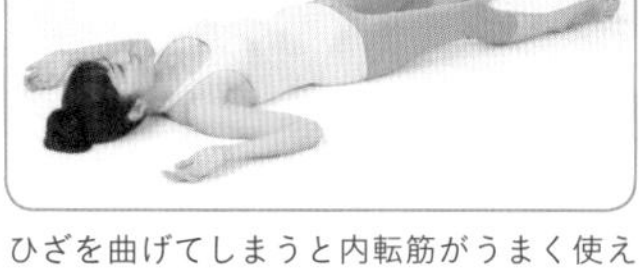

ひざを曲げてしまうと内転筋がうまく使えず、狙うところに力を集められない。ひざは伸ばして両足を閉じよう。

Column 2

人体美学活用のヒント

腰椎4番は、生殖器の急処。人体力学には「見るポイント」がある

人間のからだは内臓も筋肉も骨格も、すべてが密接に関係しており、絶妙なバランスをとることで成り立っています。東洋医学の「ツボ」は聞いたことがあるでしょう。手のひらや足の裏に、胃のツボや肝臓のツボがあるように、人体力学にも実際に症状が現れている部位とは離れたところに、“見るポイント”があります。そのポイントを「急処」と定め、整体指導者は調律していきます。いくつかの人体力学体操でも、この「急処」が的になっています。

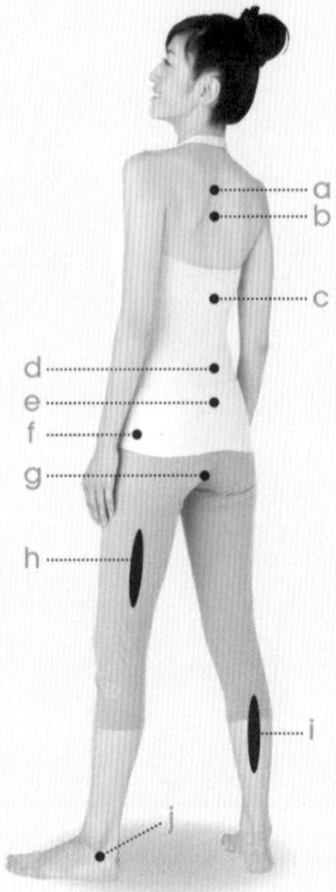

女性と関係が深いからだの急処（例）

a 呼吸器系（肺）を丈夫にする急処
胸椎3番4番

b 体温調整、汗の排泄をよくする急処
胸椎5番

c デトックスの急処
胸椎9番・10番

d 生殖器と関係が深い急処
腰椎4番

e 心と関係が深い急処
仙骨

f 美容（シミ）と関係が深い急処
雀斑《じゃくはん》（お尻の左右中殿筋の上）

g 心臓と関係が深い急処
尾骨

h 腎臓と関係が深い急処
大腿二頭筋（左右）

i 胃と関係が深い急処
ふくらはぎ（左右）

j 婦人科系の急処
足首（外くるぶしの下方）

第3章

Women

原因を知り、人体力学体操で問題解決！

生理の悩み＆女性特有の症状 編

※第3章～第5章で紹介する症状の流れは、おもに女性に多く見られる骨盤から起こる不調を想定した場合の一例です。

生理痛 ①

なぜ、生理痛になる?

**生殖器系は骨盤内臓器であるため、骨盤の可動性が関係してくる。
生理時の骨盤の開閉がうまくいかないと、生理痛に。**

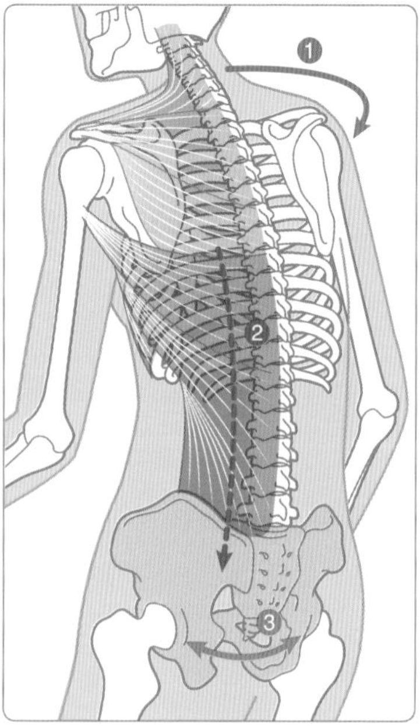

Step 1

過度の疲労から からだの偏りが生まれる

過度の疲労が続くと、疲れが抜けきらず、その人のクセとなる動きが負担となり、からだに偏りが生じる。それにより、極端な❶左右差が生まれ、そのバランスをとるため、からだをねじり始めて中心を保とうとする。

Step 2

ねじりが続くと一部の筋肉に 疲労が蓄積される

からだをねじって動けるうちはまだよいが、それにも限界がある。ねじりが続くと、❷背中の広背筋に負担がかかる。広背筋は腰部につながっているため、広背筋の緊張が腰部まで波及し、そこから骨盤に影響して、骨盤に左右差が生まれる。

Step 3

骨盤の可動性が悪くなると 生理時に影響が出る

❸骨盤の左右差は、骨盤の可動性を悪くする原因のひとつになり、その状態が続くと、生理にも影響を及ぼす。生理は骨盤の開閉がよければ順調に行なわれるが、可動性が悪いと生理痛になる。

生理痛 発症

腸骨の動きを調整して生理痛の根本原因を解決!

腸骨体操

《 48ページへ

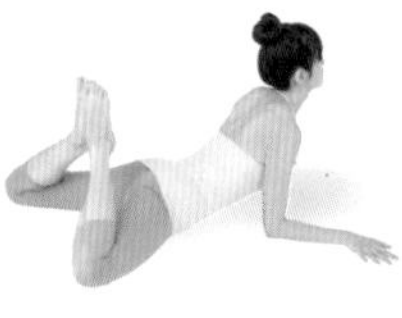

生理痛 ②

なぜ、生理痛になる?

**生理のトラブルは、足首の硬直、腰椎の緊張とも関係が深い。
さまざまな悪影響が重なって起こる発症プロセスを紹介する。**

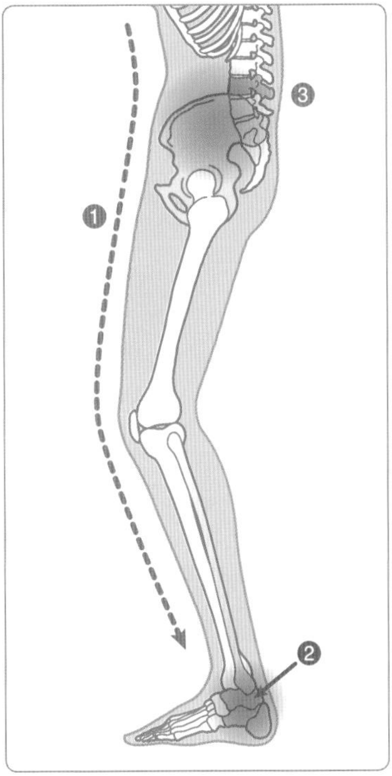

Step 1

腰で支えた力が足首の外側に集中する

腰が下がった姿勢だと、❶上からの力は股関節、ひざの内側、足首の外側へと流れていく。体重がかかる外くるぶしとかかとの間は詰まり、硬直する。

Step 2

外くるぶし周辺の硬直が子宮に悪影響を及ぼす

❷外くるぶしとかかとの間には、子宮と関係する急処があるため、このポイントの硬直は、子宮のはたらきに悪影響を及ぼす。

Step 3

腰の下がりの悪影響が重なりホルモン分泌や排卵に支障が出る

また、腰のアーチがなくなるため、腰の筋肉が硬直し、❸腰椎4番の動きが悪くなる。腰椎4番は生殖器系をつかさどる神経と深く関係し、ここが緊張すると、生殖器の機能が低下。ホルモン分泌や排卵などがスムーズに行なわれなくなる。これらが重なると骨盤の開閉もうまくいかないため、生理痛になる。

生理痛 発症

子宮と関わりの深い足首をゆるめて痛みを緩和

足首回し

《 60ページへ

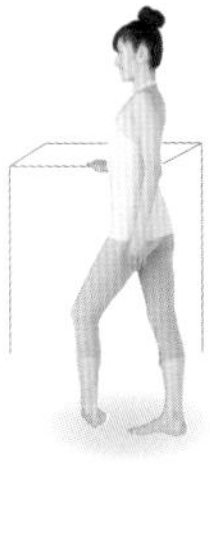

（59ページ）

足首回し

生理痛がつらいとき、
オフィスなどでもできる体操。
生殖器と関係が深い足首を刺激。
全身の血行を促し、
痛みを緩和する。

回数の目安 ▸▸▸ 左右１回ずつ

1 左足の外側を床につけて立つ

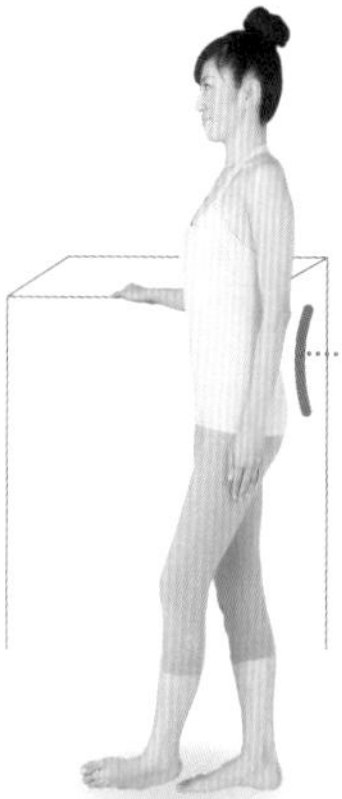

イスの背など、ひじぐらいの高さに手を置いて、立つ。左足の小指側の側面を床につける。

CHECK!!
腰のアーチを意識した姿勢から動作を開始。

2 外回りに回転開始

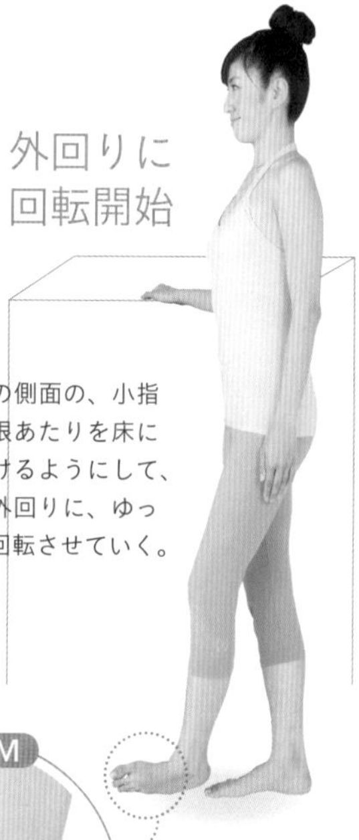

小指側の側面の、小指の付け根あたりを床に押しつけるようにして、足首を外回りに、ゆっくりと回転させていく。

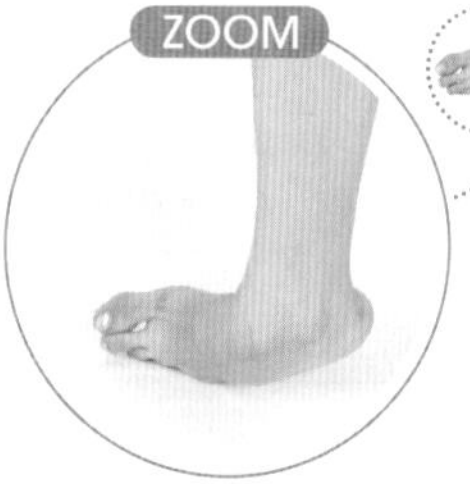

3 外くるぶしの下を伸ばす

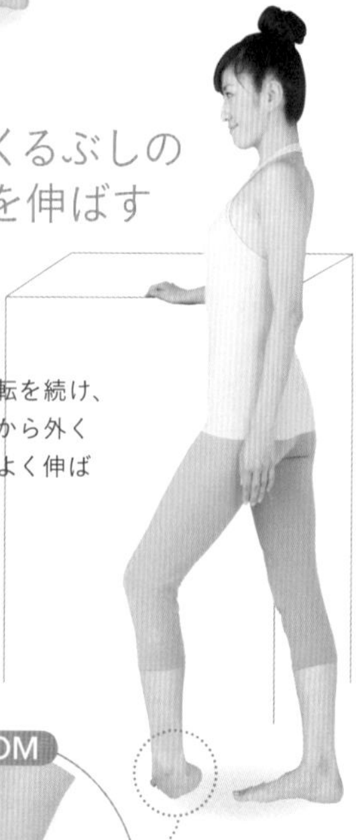

ゆっくりと回転を続け、小指の付け根から外くるぶしの下をよく伸ばしていく。

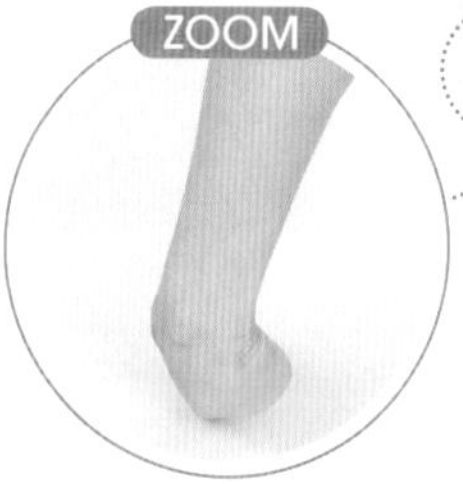

5 回転を止めてキープする

動きづらくなったところで回転を止める。外くるぶしの周辺がよく伸びていることを感じながら、3呼吸の間キープし、力をゆるめる。反対側の足も同様に回す。

3呼吸
キープ

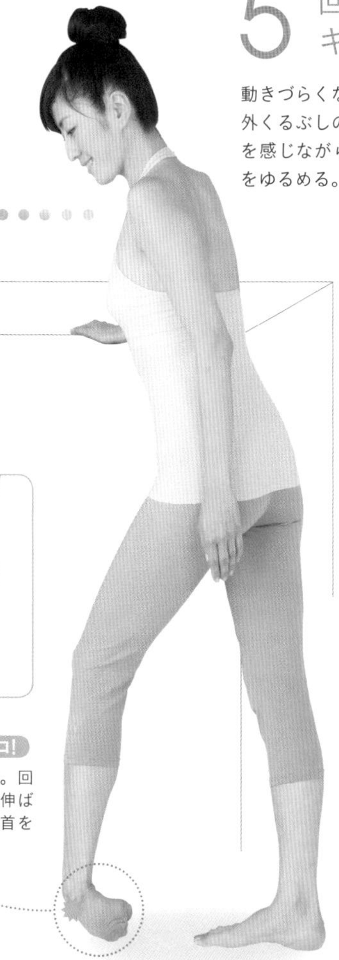

4 体重をかけてよく伸ばす

小指側の側面の、小指の付け根あたりに体重をかけ、回転を続けながら、さらに外くるぶしの下を広い範囲で伸ばしていく。

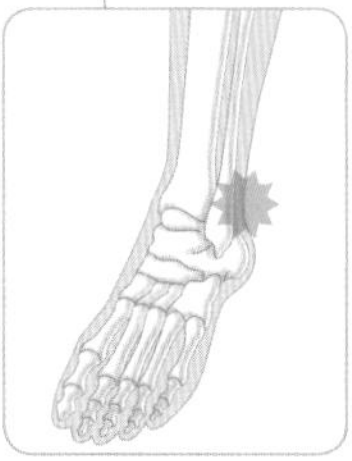

TARGET!!

意識するのはココ!

外くるぶしの周辺。回転させながらよく伸ばし、硬くなった足首をゆるめる。

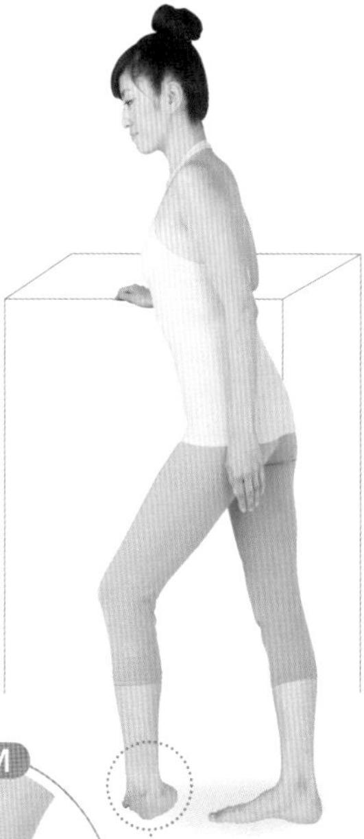

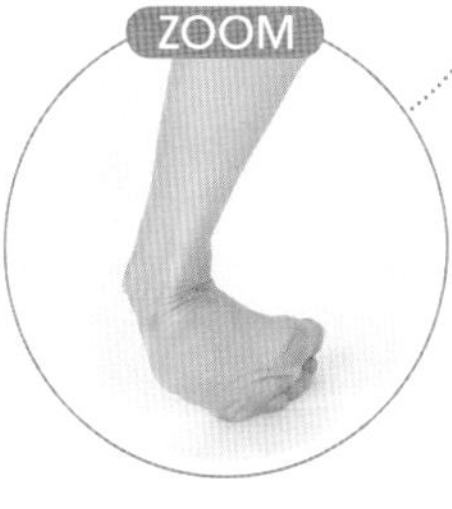

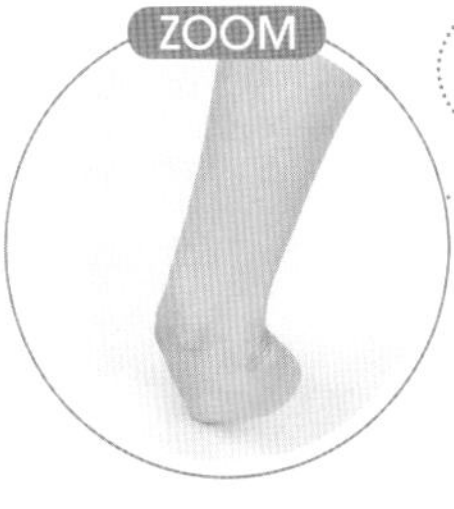

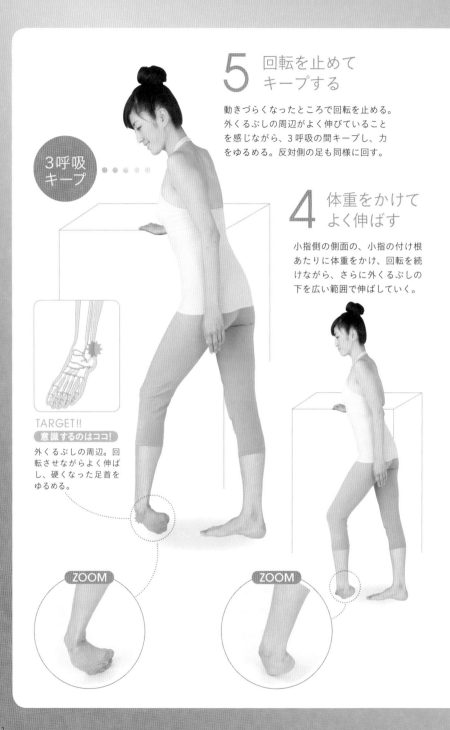

月経前症候群（PMS）

なぜ、月経前症候群（PMS）になる？

**生理前に発症するPMS。現れる症状は人によってさまざまだが
その根本原因は、腰が下がった姿勢であることが多い。**

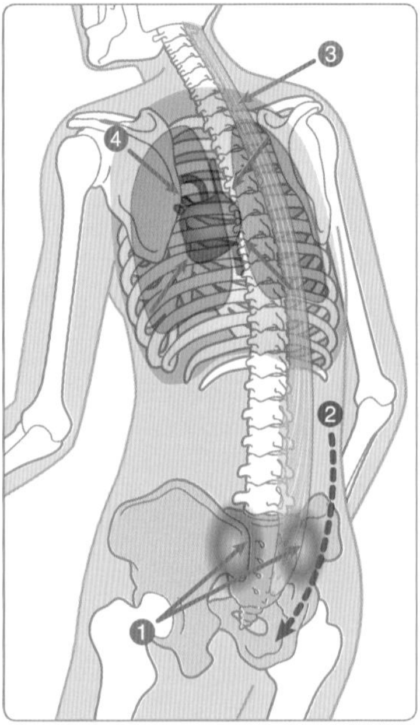

Step 1

仙腸関節が可動性を失うと骨盤の開閉がうまくいかなくなる

骨盤を構成する腸骨と仙骨。この２つを結合している❶仙腸関節の可動性がなくなると、生理前後の骨盤の開閉に不具合が生じる。仙腸関節は❷腰が下がることで関節の隙間がなくなり、可動性が失われる。

Step 2

仙骨が下がった姿勢が精神活動を不安定にする

骨盤の開閉が悪くなり腰が落ちた状態になると、❸脊柱起立筋が硬直する。背骨の硬直から自律神経（交感神経・副交感神経）が正常に機能しなくなり、睡眠不足・精神不安が起こり、イライラや頭痛などの症状が引き起こる。

Step 3

浅い呼吸になることでさらに気持ちが不安定に

また、腰が下がる前屈姿勢で胸郭が圧迫されると❹心臓や肺にも負担がかかり、呼吸が浅くなる。このこともまた自律神経のはたらきに影響を及ぼし、さらに不安定な心理状態をつくり出す。

月経前症候群（PMS）発症

仙骨の動きをよくする呼吸法で頭痛や不安感を緩和

仙骨呼吸法

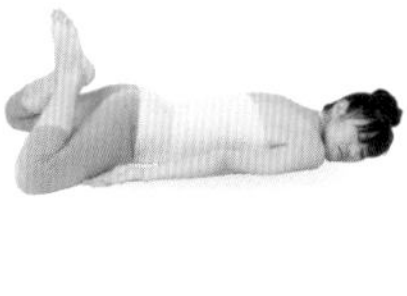

« 50 ページへ

生理不順

なぜ、生理不順になる?

**心配ごとなどがあると、生理のサイクルが乱れてしまうことがある。
こうした現象も骨盤の開閉が悪くなることが影響している。**

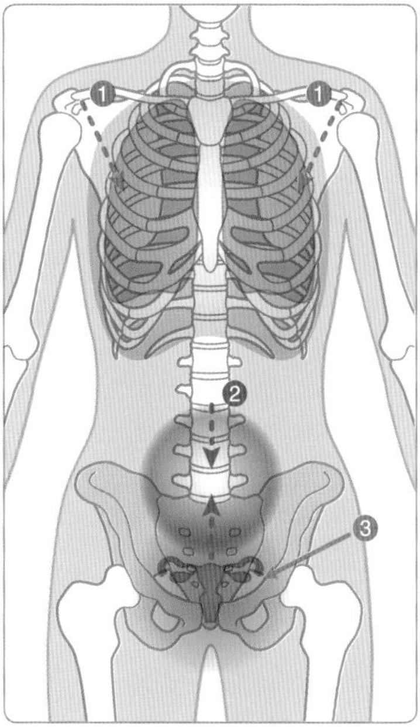

Step 1

肩を落とした姿勢が心肺機能を低下させる

がっかりしたとき❶「肩を落とす」というように、気持ちが沈んでいると、背中を丸めた姿勢になる。前かがみの姿勢では、胸郭が圧迫され、肋間が詰まって心肺に負担がかかる。すると呼吸は浅くなり、血液の循環が悪くなる。

Step 2

骨盤内が狭くなり中のはたらきも悪くなる

同時に、前屈姿勢で骨盤は落ちて、その動きも失われる。そのため、❷骨盤内部の空間が狭まり、呼吸も下腹に入らず、骨盤の開閉にも影響が出る。

Step 3

骨盤内臓器に負担がかかり生理のはたらきに影響が出る

骨盤内の血液循環も悪くなり、❸子宮のはたらきが低下。また、骨盤の開閉が悪いと、卵巣にも影響が出て排卵が上手にできず、生理不順となる。

生理不順 発症

骨盤内に呼吸を誘導、血液循環をよくして改善

骨盤呼吸法

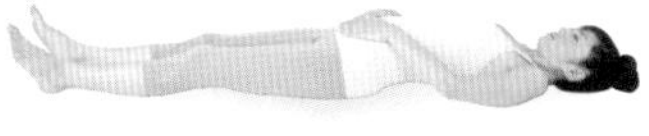

64ページへ

骨盤呼吸法

骨盤で行なう呼吸法。
吸うとき、自然に背中のカーブができるため、骨盤の緊張がほぐれ、骨盤内にある生殖器、泌尿器のはたらきがよくなる。

回数の目安 ▸▸▸ 1回（10～20呼吸）

1 あお向けに寝る

あお向けに寝て、目を閉じる。両足は伸ばす。

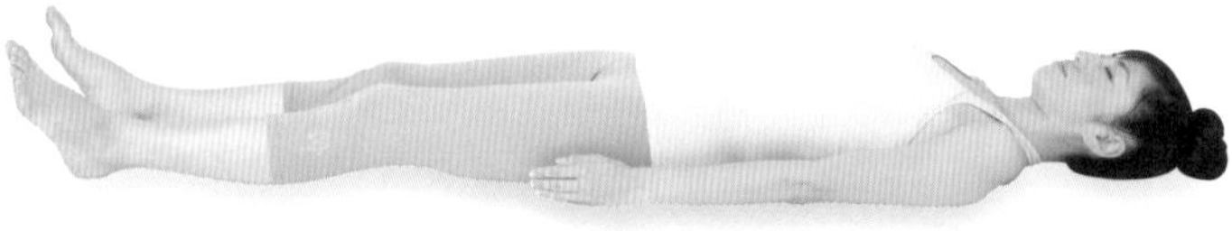

2 骨盤の内側に両手のひらを置く

両手のひらを、おなかの骨盤の内側にあてる。そのポイントを感じながら、息を大きく吸い込む。

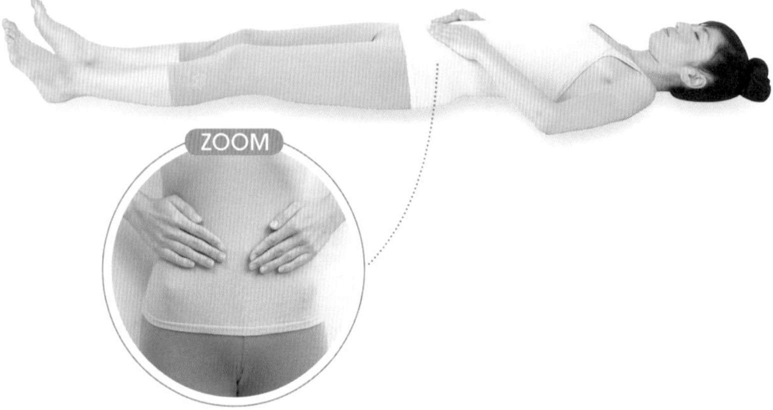

3 ゆっくりと息を吸う

骨盤を意識しながら、ゆっくりと息を吸う。おなかにあてた両手のひらを少しずつ下方へずらしながら、息を吸う。こうすると、自然に腰が反る。息を骨盤内に入れ込んだら、手を戻しながら息を吐く。アーチがきれいにできるまで、この呼吸を繰り返す。

約1分　繰り返す

TARGET!!
意識するのはココ!

骨盤を意識する。息を骨盤内にたっぷりと入れ込み、それをゆっくりと軽く吐き出していくようにする。

POINT!!
動きのポイント

吸うときは手を下腹にずらして、吐くときは手を上に戻す。手の動きを呼吸と合わせるとイメージしやすい。

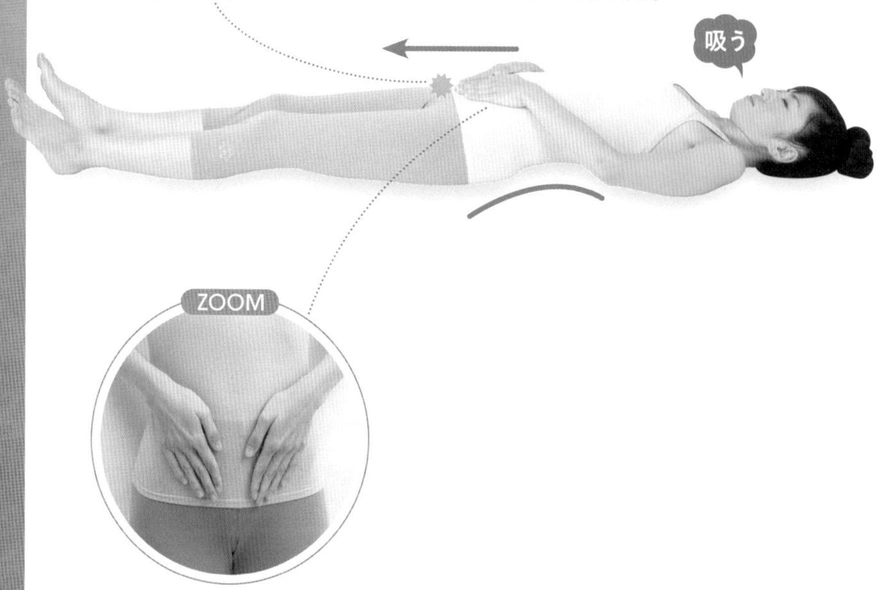

子宮内膜症・子宮筋腫

なぜ、子宮内膜症・子宮筋腫になる?

**子宮内膜症や子宮筋腫など、生理と関係が深い症状は
不妊症の原因にもなりうることも。早めに問題を解決しておきたい。**

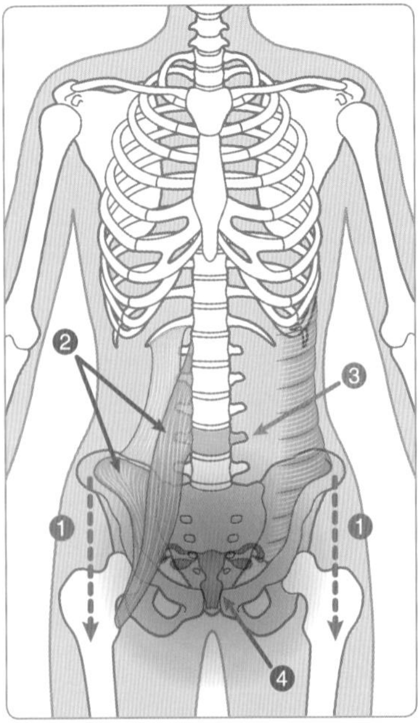

Step 1 日々の生活で無理をしすぎると正しい姿勢が保てなくなる

過度な運動、強いストレス、無理なダイエット……。限度を超えた心身への負担は、必ずからだの動きを悪くして、❶腰が下がった姿勢になる。

Step 2 骨盤の開閉がうまくできずに生理に影響が出る

腰が下がると、❷腰周りの筋肉に大きな負荷がかかり、硬直して、骨盤の動きを悪くする。そのため、生理前後の骨盤の開閉がスムーズにいかなくなり、生理がラクにできなくなる。

Step 3 月々の生理の異常が新たな異常を引き起こす

また、腰周辺の筋肉の緊張が、生殖器と関係する❸腰椎4番に伝わり、生殖器の機能が低下。ホルモン分泌や排卵などに異常が生じ、生理に影響が及ぶ。こうした生理の異常が、❹子宮内膜症、子宮筋腫といった生理に関連する別の不具合を引き起こす。

子宮内膜症・子宮筋腫 **発症**

仙骨に刺激を与え骨盤内のはたらきを高めて改善

仙骨挙上体操

《 68 ページへ

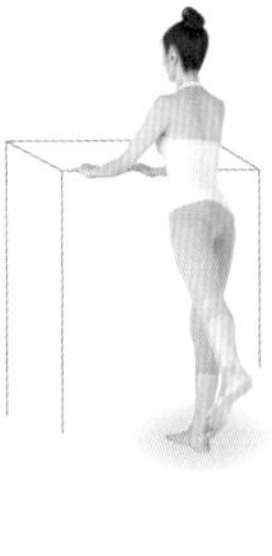

不妊・不育症

なぜ、不妊・不育症になる?

ホルモン分泌に異常をきたすことが、おもな原因。
腰が落ちて背中周辺の筋肉が硬直すると、骨盤内の生殖器に影響を及ぼす。

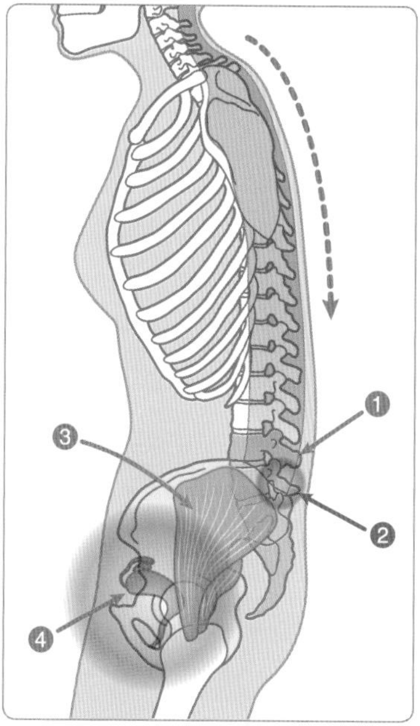

Step 1

背中や腰の筋肉の硬直が生殖器と関係深い腰椎に影響

腰が落ちることにより、腰周辺の筋肉が硬直すると、❶腰椎４番の動きも制限されて出っ張る。腰椎４番は生殖器と関係が深く、腰椎４番の硬直が神経系を伝わって生殖器のはたらきを鈍らせる。

Step 2

腰周辺の筋肉が硬直し生殖器の機能が低下する

腰椎4番が出っ張ると、その下の❷腰椎5番、仙骨と腸骨にも負担がかかり、周辺の❸中殿筋、小殿筋などが硬直する。これらの筋肉は股関節ともつながっているため、硬直の影響は股関節にも波及し、骨盤の動きが悪くなり、生殖器の機能がさらに低下する。

Step 3

骨盤の動きが悪くなることでさらに生殖器の機能が低下する

❹生殖器の機能が低下することはホルモン分泌のはたらきに影響を及ぼす。通常はホルモン分泌で子宮内膜に厚みが増し、受精卵が着床しやすくなるが、その環境が整わないため、不妊・不育症につながる。

不妊・不育症 発症

股関節をゆるめて骨盤を正しい位置に調整し改善

Vの字股関節体操

《 46ページへ

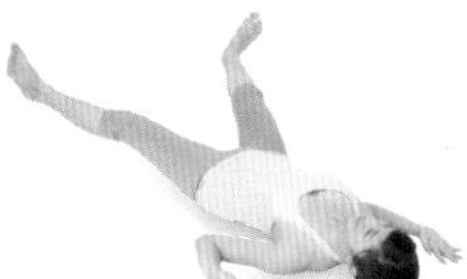

仙骨挙《きょ》上《じょう》体操

骨盤の中央にある仙骨は
生殖器系など骨盤内臓器と関係が
深い箇所。お尻の筋肉に力を
集めて仙骨を正しい位置へ導く。

回数の目安 ▸▸▸ 左右１回ずつ

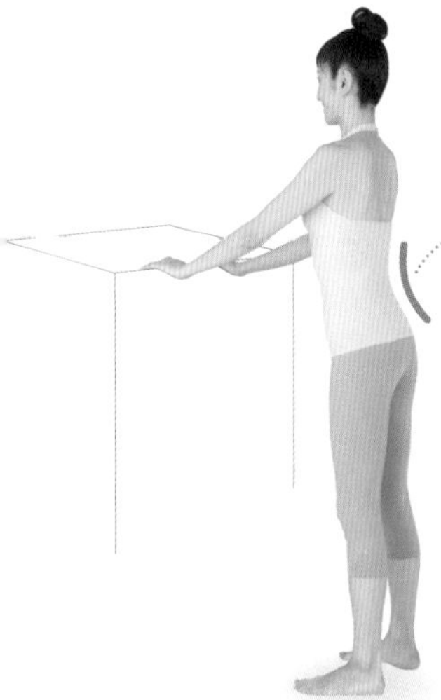

CHECK!!

腰のアーチを意識した姿勢から動作を開始。

1 イスの背などに両手をついて立つ

イスの背など、ひじぐらいの高さに
両手をつき、両足を腰幅に開いて立つ。

2 左ひざを直角に曲げて後ろに上げる

左ひざを直角ぐらいに曲げて、後ろに上げる。手には力を入れず、背筋は伸ばしたまま、上体を傾けないこと。

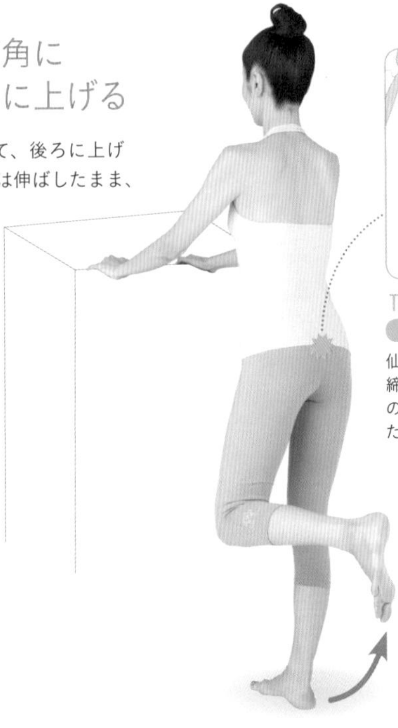

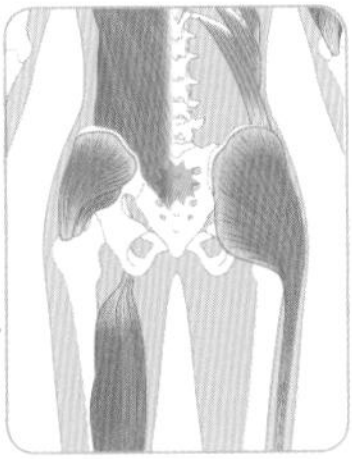

TARGET!!

意識するのはココ!

仙骨を意識。お尻を引き締めるようにして、骨盤の中央にある仙骨にはたらきかける。

横から見ると…

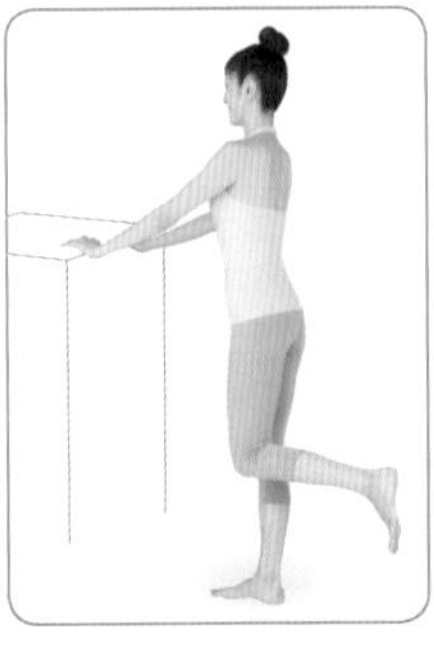

3 かかと方向に足を伸ばす

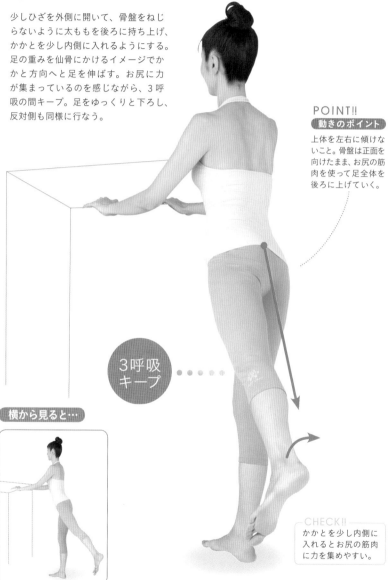

少しひざを外側に開いて、骨盤をねじらないように太ももを後ろに持ち上げ、かかとを少し内側に入れるようにする。足の重みを仙骨にかけるイメージでかかと方向へと足を伸ばす。お尻に力が集まっているのを感じながら、3呼吸の間キープ。足をゆっくりと下ろし、反対側も同様に行なう。

POINT!!
動きのポイント

上体を左右に傾けないこと。骨盤は正面を向けたまま、お尻の筋肉を使って足全体を後ろに上げていく。

横から見ると…

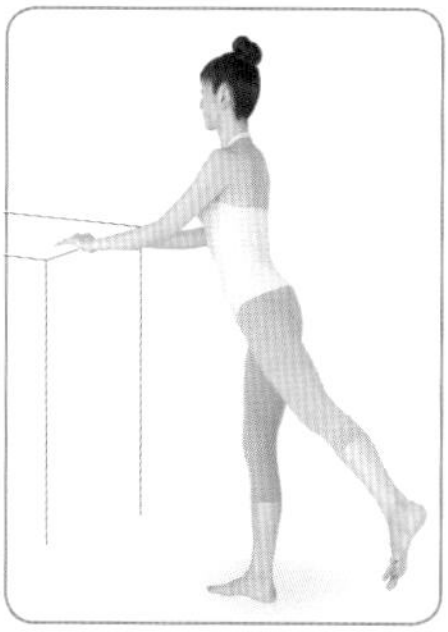

CHECK!!

かかとを少し内側に入れるとお尻の筋肉に力を集めやすい。

Column 3

人体美学活用のヒント

悪かった体調を好転させるチャンス!
産後の骨盤を整える人体力学体操

妊娠・出産・産後は、女性にとって人生の転機です。そこで心配なのは、産後の骨盤のケアです。両方の骨盤がそろわないうちに床上げしてしまうと、片側だけが縮んだアンバランスな状態のまま骨盤が固定されることになり、産後の不調につながっていきます。人体力学体操のなかには、この床上げの時期を間違えないように、骨盤をきちんとそろえる体操があります。産後太りや、腰痛、関節痛など産後の不調を回避するために、産後1週間後から行なってみてください。

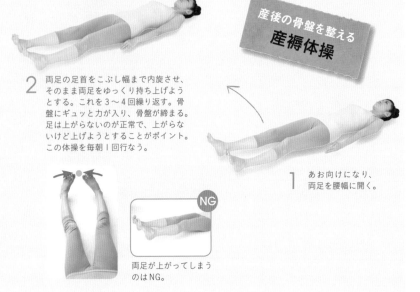

産後の骨盤を整える 産褥体操

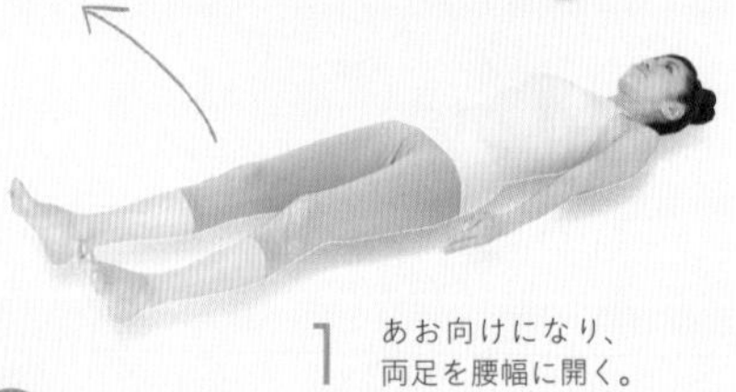

1 あお向けになり、両足を腰幅に開く。

2 両足の足首をこぶし幅まで内旋させ、そのまま両足をゆっくり持ち上げようとする。これを3〜4回繰り返す。骨盤にギュッと力が入り、骨盤が締まる。足は上がらないのが正常で、上がらないけど上げようとすることがポイント。この体操を毎朝1回行なう。

両足が上がってしまうのはNG。

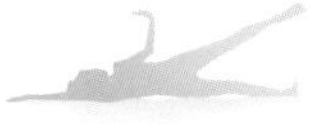

第4章

Beauty

人体力学体操で美しさを手に入れる!

シェイプアップ&スキンケア編

※第3章～第5章で紹介する症状の流れは、おもに女性に多く見られる骨盤から起こる不調を想定した場合の一例です。

ヒップアップ

なぜ、ヒップが下がる?

腰に弾力があるからだがいい、というのが人体美学の基本。弾力がなくなると重心は外側に流れ、やがて下がったヒップに。

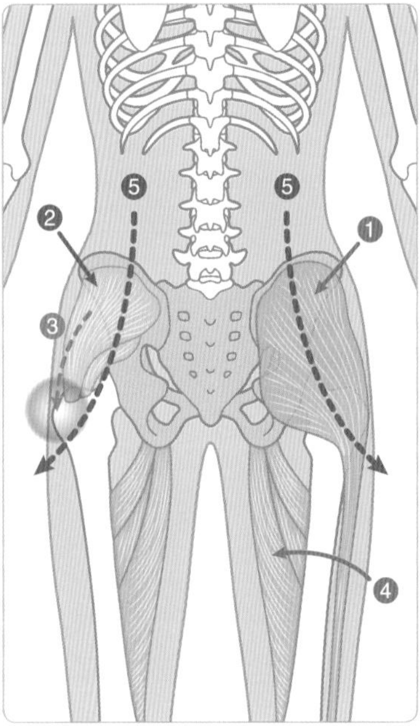

Step 1

お尻の筋肉が弱って反りがない腰のラインに

お尻のふくらみをつくっているのは、❶大殿筋という筋肉。その外側上部の深層には中殿筋、小殿筋がある。座りっぱなしの仕事やダイエットなどでこれらのお尻の筋肉が弱くなると、骨盤を支えきれなくなり、骨盤は後傾、弾力のない腰のラインになる。

Step 2

股関節の可動性がなくなり重心が外側にかかる

❷中殿筋、小殿筋は股関節にも関連するため股関節の動きも悪くなる。❸股関節の動きが悪くなると上からの力は外に流れ、歩くにも外側の筋肉のみを使い、足の内側の筋肉の❹内転筋のはたらきが低下する。

Step 3

垂れ下がったり横に広がったヒップになる

これにより❺重心は外側に流れ、すでに弱っていたお尻周りの筋肉も外に流れて垂れ下がり、そして横に広がって中心に集まることができなくなる。

ヒップアップの悩み 発症

内転筋やお尻の筋肉の弾力をつけてヒップアップ

内転筋を使った骨盤挙上法

« 54ページへ

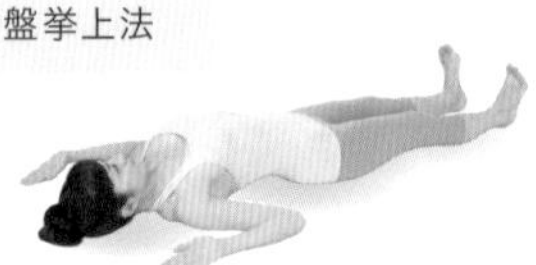

美脚

なぜ、脚のラインがくずれる?

腰が丸くなると、上からの重みは直接股関節へと流れていく。
股関節に流れた力を腸骨に戻し、美しい脚のラインをつくる。

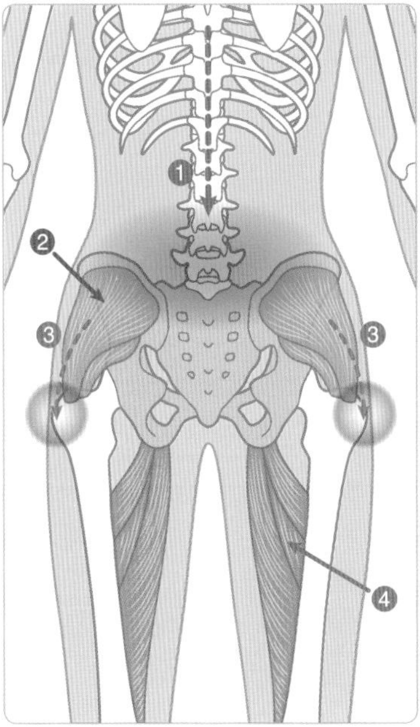

Step 1

疲れが溜まってくると腰椎の湾曲が保てない姿勢に

立ち仕事などが続くと、❶腰が「重い」と感じるようになる。腰の疲れをカバーするために、腰を丸めたような姿勢になる。腰椎のカーブが失われると、腰椎の動きが悪くなる。

Step 2

お尻の筋肉の弾力がなくなり骨盤、股関節の動きが悪くなる

腰を丸めた姿勢を続けていると、お尻周辺の筋肉に影響が出る。とくに上部にある❷中殿筋が硬直し筋肉の弾力性が失われると、骨盤を支えきれなくなり、骨盤が後傾。中殿筋は股関節にもつながっているので、❸股関節の動きも悪くなる。

Step 3

内ももの筋肉の力がなくなりがに股やO脚になる

股関節の動きが悪くなると、足を内側に閉じる筋肉の❹内転筋にも影響が出て、硬直し、太ももを閉じることができなくなる。また、体の重さがひざ、足首にかかり、力が外に流れ、がに股やO脚になる。

美脚の悩み 発症

股関節の動きをよくして脚のラインを美しく!

中殿筋に合わせる捻転体操

《 74 ページへ

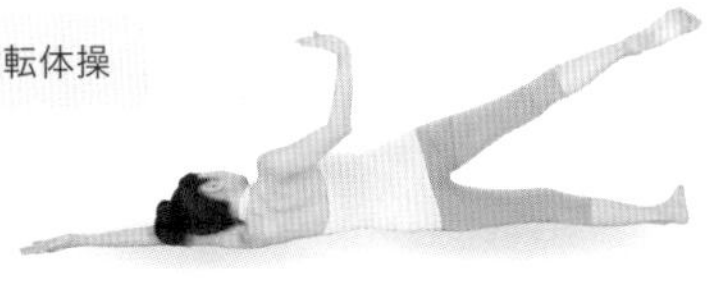

中殿筋に合わせる捻《ねん》転《てん》体操

お尻のふくらみをつくる中殿筋に合わせて弾力を取り戻す体操。

回数の目安 ▸▸▸ 左右1回ずつ

1 あお向けに寝る

あお向けに寝る。両足は腰幅に伸ばし、両手は伸ばしてからだの横に置く。

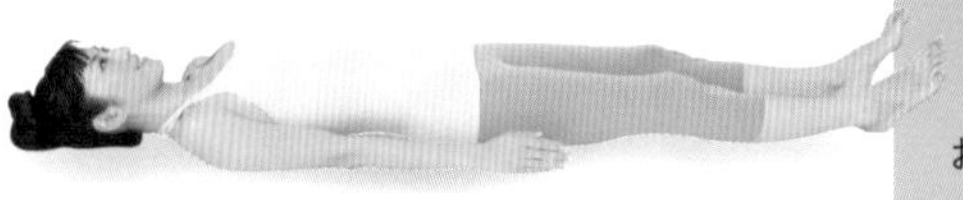

2 左腕を頭方向に上げる

ひじを伸ばしたまま、左腕を頭方向に上げ、手の甲が床につくようにする。

CHECK!!
肋骨を持ち上げるようにひじを伸ばしたまま上げていく。

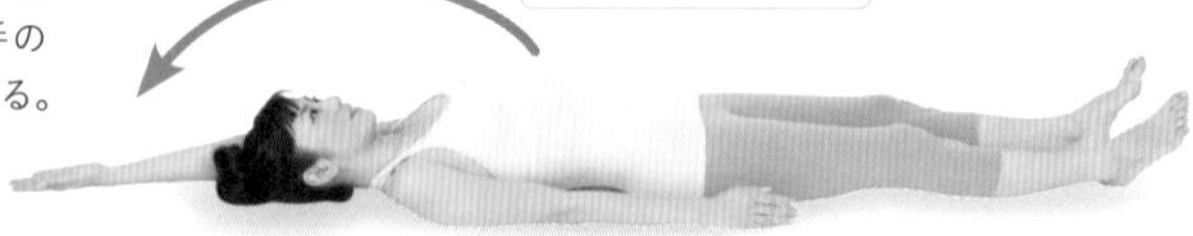

3 右ひざを外側に曲げる

右ひざを外側に曲げる。このとき、上体は左右に傾けず、できるだけ股関節を開くようにする。

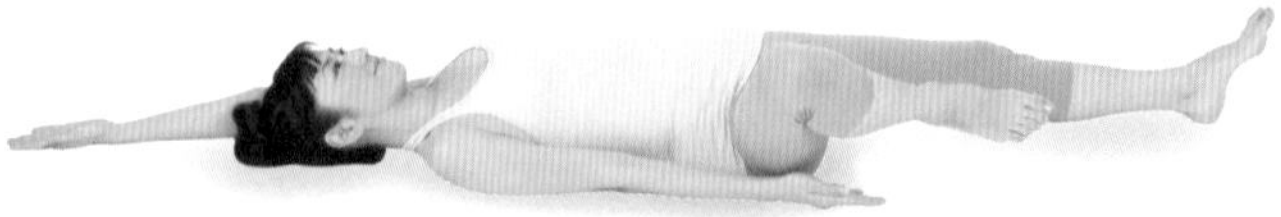

4 右ひざをからだの前に移動する

外側に曲げた右ひざを、そのままゆっくりとからだの前に移動しながら横寝に。

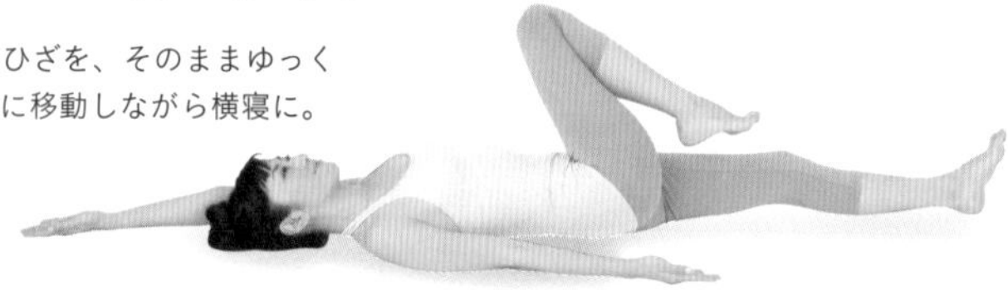

5 伸ばした右腕で孤を描く

ひじを伸ばしたまま右腕をからだの左下へ。下から上へと孤を描くように、ゆっくりと回して上げていく。

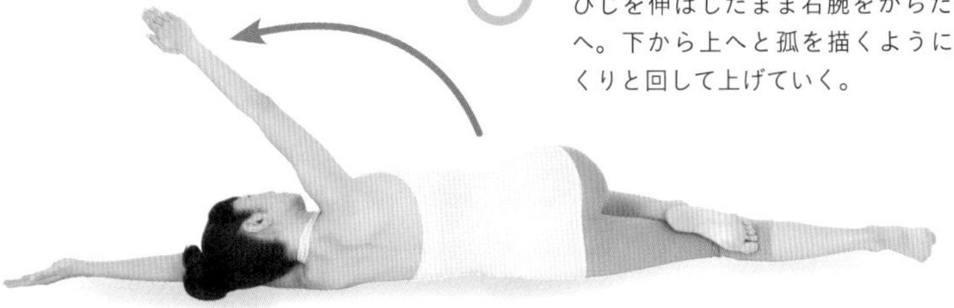

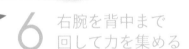

POINT!!
動きのポイント

横向きの体勢で腰を安定させたまま、腕を回していこう。

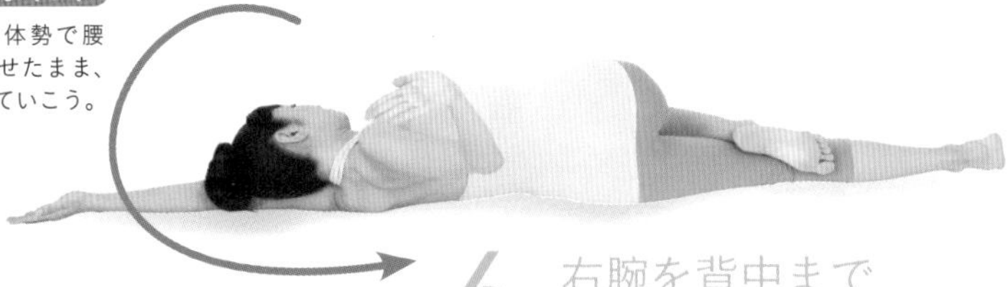

6 右腕を背中まで回して力を集める

伸ばした右腕を背中側まで回す。肩の高さまできたらひじを曲げ、手のひらを外に向ける。背中の筋肉に力を集め、それを腰のほうへ押し下げるようなイメージで腕を下ろしていく。

7 右脚を上げてキープする

6で集めた力を抜かずに、右腕は手のひらを外に向けたまま右足を背中側の上方に上げ、お尻の筋肉を引き締めるように中殿筋に力を集める。3呼吸の間キープし、力をゆるめる。反対側も同様に行なう。

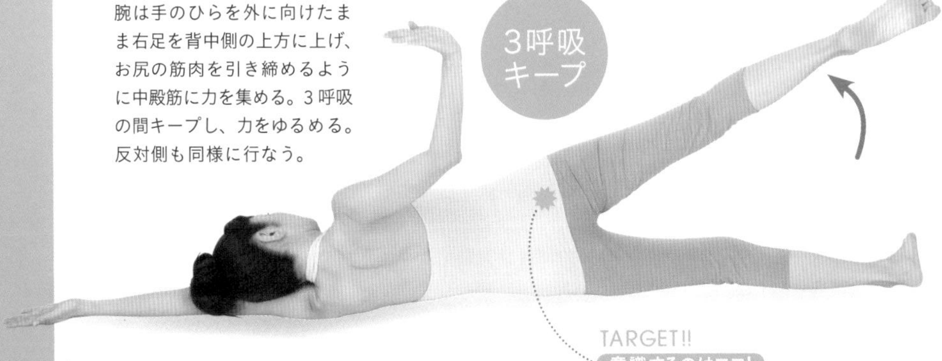

TARGET!!
意識するのはココ!

足全体の筋肉から拾い集めた力を、中殿筋に集めていこう。

Beauty 03

ぽっこりおなか

なぜ、下腹にぜい肉がつく?

胸郭が下がり、肋骨も落ちることによって
行き場がなくなったおなかは、ぽっこり出てしまう。

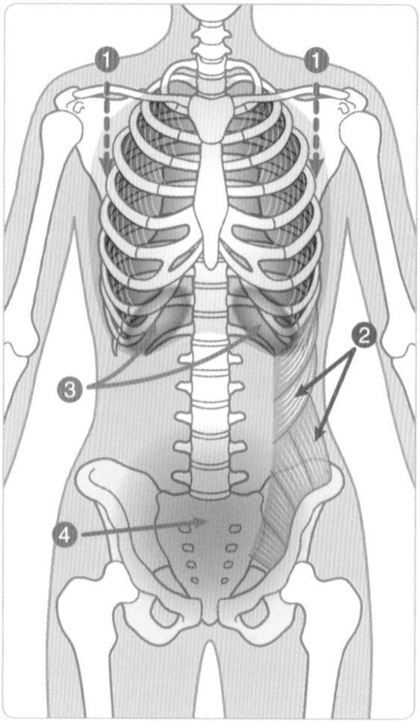

Step 1　胸を縮めた姿勢によって胸郭を支える筋肉が硬直

疲れやストレスが溜まると、腰は丸まり、肩を落として胸を縮めた姿勢になる。胸郭の前側が圧迫されると❶肋間が詰まり、位置が下がる。すると肋骨と骨盤をつなぐ❷外・内腹斜筋は硬直し、弾力が弱る。

Step 2　胸郭が下がってみぞおちの隙間がなくなる

同時に、圧迫により胸郭が下がり、❸季肋部（みぞおち）に隙間がなくなり、腹直筋も硬直して弾力がなくなる。

Step 3　腹圧が下がっておなかがゆるんだような状態になる

腹直筋が衰えると、腹部内臓を守る外・内腹斜筋にも影響が出る。するとからだを前屈させたり回旋させたりする動きができなくなり、いっそう筋肉が硬直する。腹部の筋肉が衰えると❹腹圧が下がり、内臓を支えきれなくなって下腹がぽっこり出てしまう。

ぽっこりおなかの悩み 発症

圧迫されていた胸郭を持ち上げておなかすっきり!

逆転の体操

《78ページへ

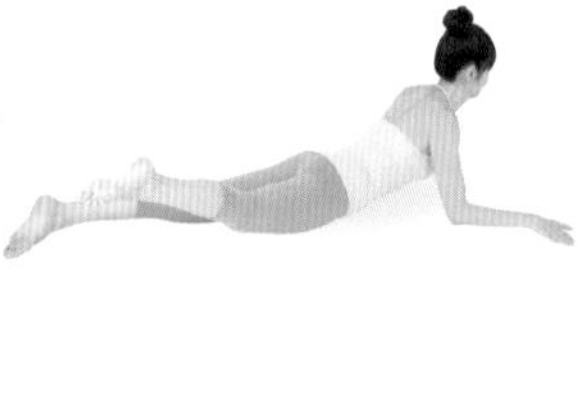

Beauty 04

ウエストのくびれ

なぜ、ウエストが寸胴になる?

背中やわき腹の筋肉に疲労が溜まって、弾力性がなくなる。
それが、背中やわき腹の筋肉のさらなる硬直、退化を招く。

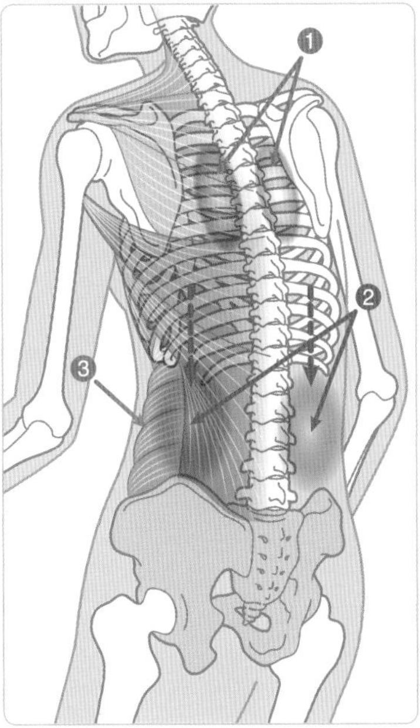

Step 1

使っていない筋肉の血流が悪くなり疲労が溜まる

パソコンに長時間向かうなどすると、腕が疲れるだけでなく、動かしていない❶背中の筋肉の血流が悪くなって疲労が溜まる。

Step 2

肋骨と腸骨をつなぐわき腹の筋肉が硬直する

同時に、前屈姿勢では胸郭の前側が圧迫されて肋間が詰まり、胸郭の位置が下がる。すると❷胸郭と骨盤の間の幅が狭くなり、その間にある❸外・内腹斜筋などの筋肉が硬直する。

Step 3

動くことが億劫になりさらに筋肉を使わなくなる

外・内腹斜筋は、からだをねじるときに使う筋肉なので、これらの筋肉が硬直すると、その動作がしづらくなる。そのため、ウエストのくびれない寸胴体形になってしまう。

ウエストのくびれの悩み **発症**

肋骨とわき腹の筋肉を引き締めてウエストをシェイプ

側腹に合わせる捻転体操

《 80 ページへ

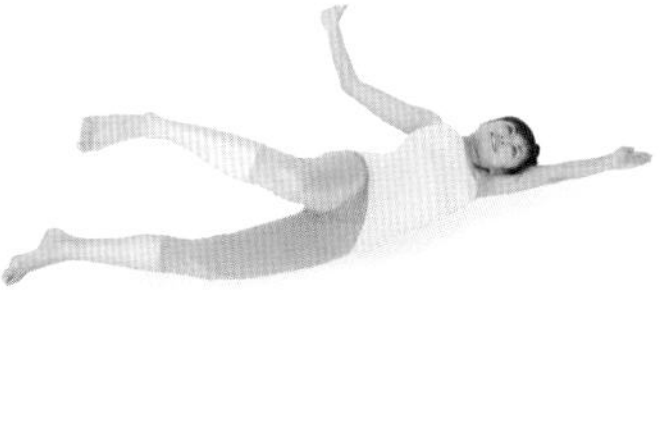

逆転の体操

お尻の上のほうにある中殿筋は
普段は意識することが
少ない筋肉。ヤコビー線に
力を集めてしなやかで
弾力のある腰にする。

回数の目安 ▸▸▸ 左右１回ずつ

1　うつ伏せに寝る

うつ伏せに寝る。両手はからだの横で、手のひらを床につける。

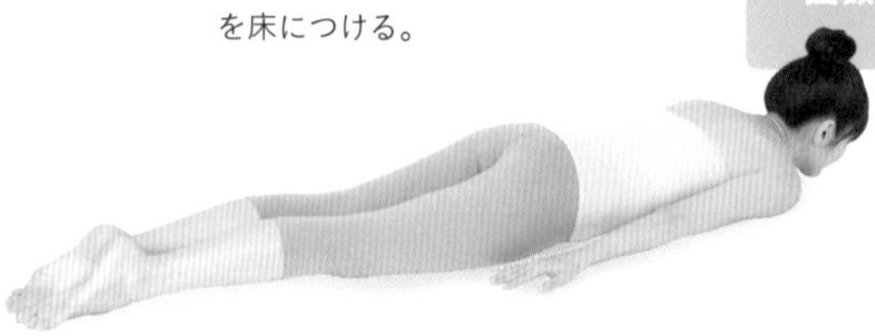

2　両手を床から離さずに上げる

両手はひじを伸ばし、手のひらを床から離さず、床をはわせるようにして、肩上まで上げる。

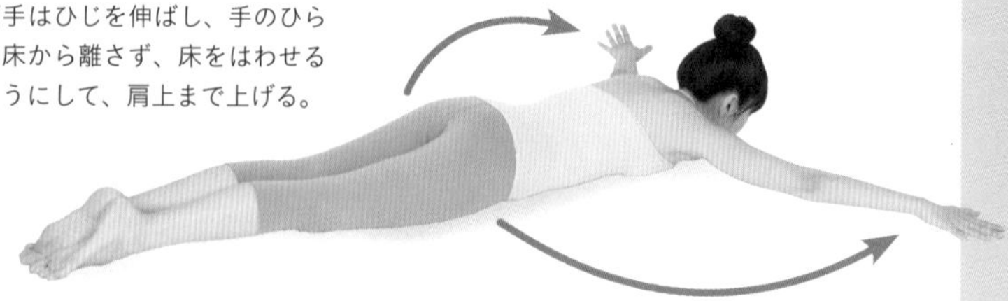

3　ひじを引いて上半身を起こす

手のひらを床から離さずひじを手前に引き、ひじから指先までを支えにして上半身を起こす。

CHECK!!
肩甲骨の下を寄せるように腕を動かして、上体を起こす。

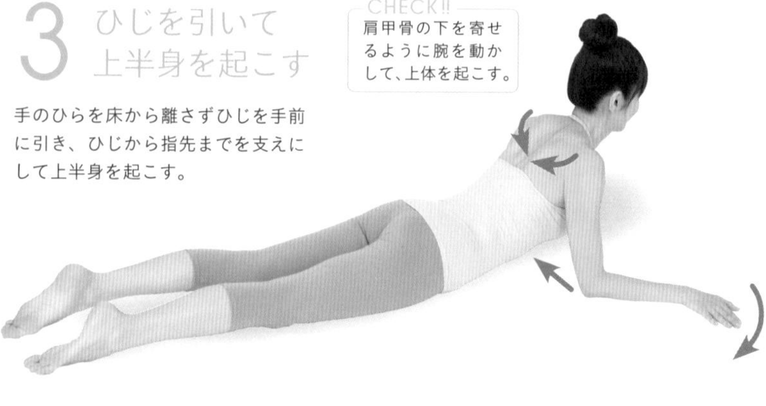

4 右ひざを曲げて外側に開く

右ひざを曲げて、ひざを外側に開く。

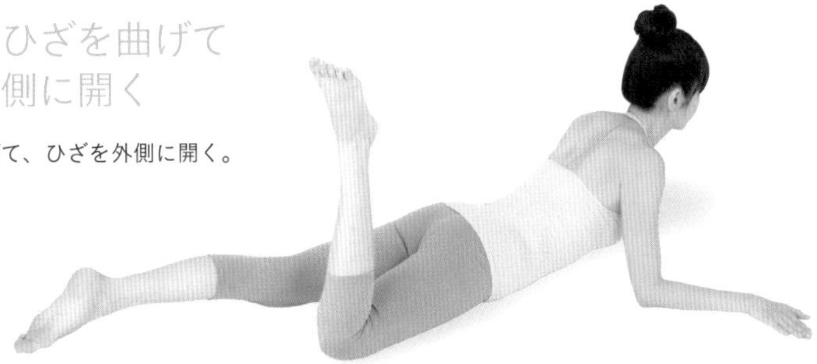

5 お尻を意識して右脚を上げる

お尻の上のほうにある中殿筋に力を集めるように、脚を上げる。

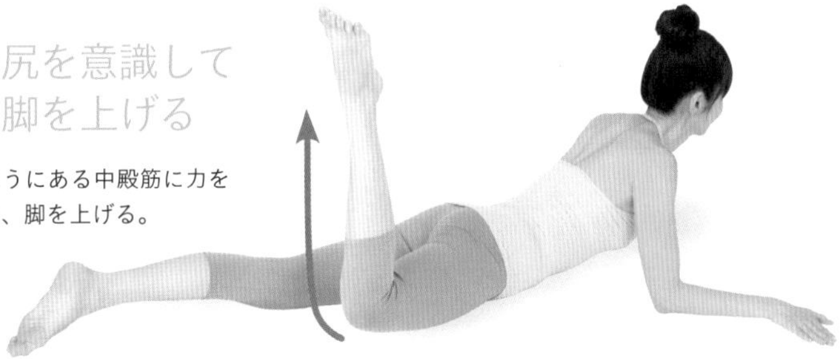

POINT!!

動きのポイント

顔を上げて、肩甲骨の下部（下角）を中心に寄せたまま、曲げた足を上げること。また、かかとを少し内に入れると中殿筋に力が集まりやすい。

3呼吸キープ

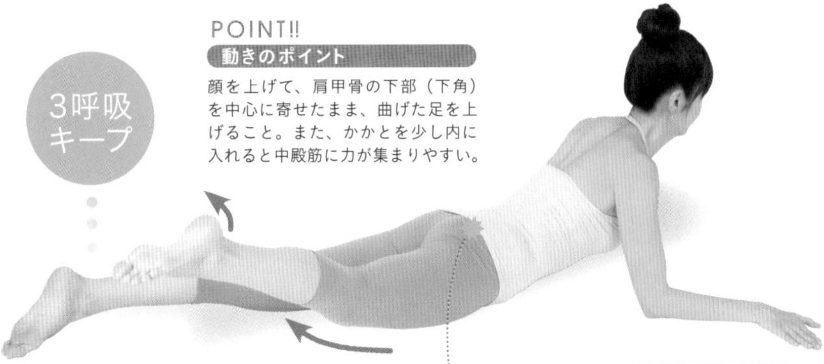

6 脚を上げたままひざを伸ばす

さらに力を集めるため、曲げた脚のひざを伸ばす。中殿筋と腰のヤコビー線のところに力が集まるのを意識しながら、3呼吸の間キープ。足をゆっくりと下ろし、反対側も同様に行なう。

TARGET!!

意識するのはココ!

ヤコビー線（腸骨の上縁を結んだライン）の下にある中殿筋に力を集めるように意識する。

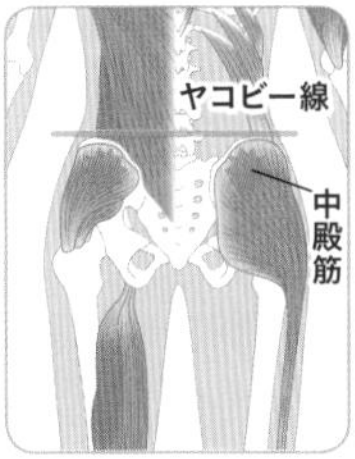

※腹部に強い負荷がかかるため、妊娠中の方、妊娠の可能性がある方は行なわないでください。

側《そく》腹《ふく》に合わせる捻《ねん》転《てん》体操

肋骨と腸骨をつなぐ側腹の筋肉に力を集め、弾力を戻す。

回数の目安 ▸▸▸ 左右1回ずつ

1 あお向けに寝て左腕を上げる

あお向けに寝る。肋骨を持ち上げるように、左腕を、ひじを伸ばしたまま頭方向に上げる。

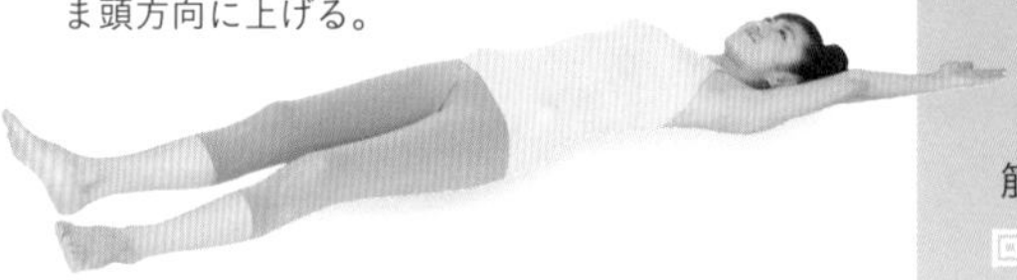

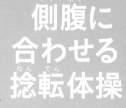

2 右ひざを曲げる

右ひざを外側から曲げて、からだの正面に上げる。

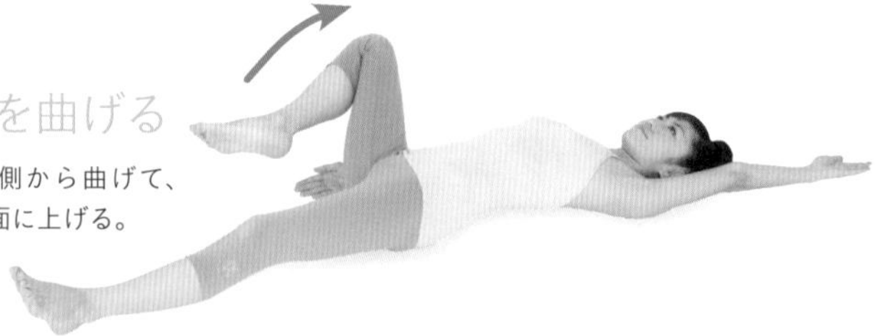

3 からだをねじる

腰をひねって曲げた右足をからだの内側に倒し、からだをねじる。側腹に力が入るところで右足を止める。

CHECK!!
側腹(肋骨と腸骨の間)でからだをねじる。腰からねじってしまうと側腹に効かない。

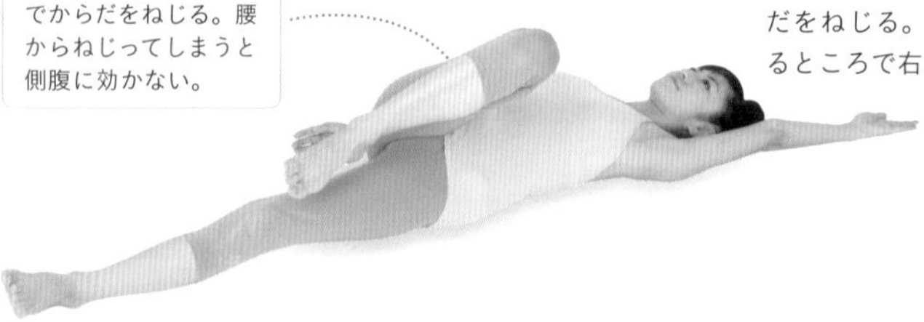

4 からだを左側に倒す

右腕をからだの左へ。からだを左側に倒し、横向きになる。

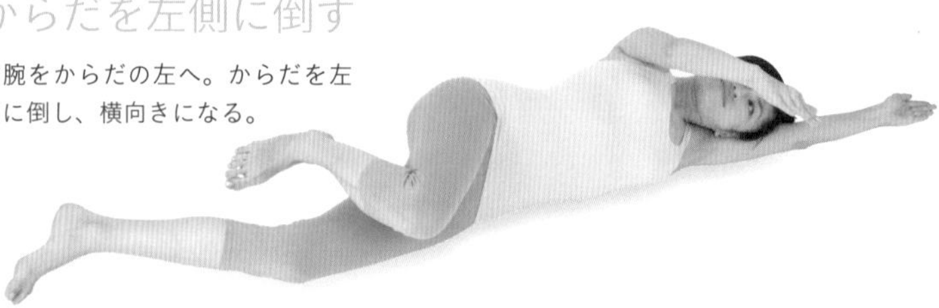

5 孤を描くように腕を背中へ回す

伸ばした右腕を前から頭方向へ回し、
さらに背中側へ回していく。

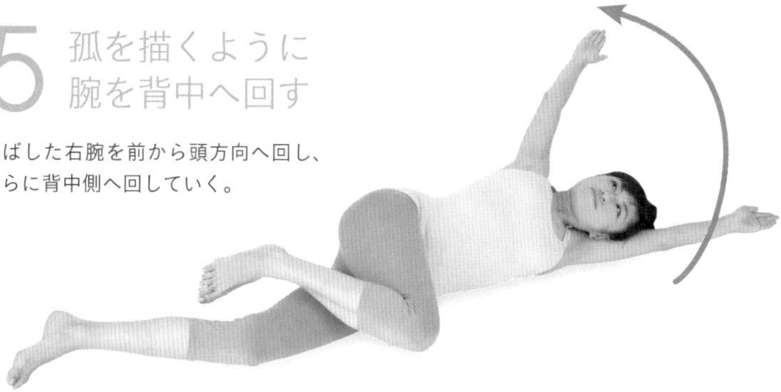

6 手を後ろに引いて側腹に力を集める

肩の高さまできたらひじを曲げ、手のひらを外に向け、後ろへ引っ張るようにして、側腹に力を集める。同時に、右脚も後ろへ引っ張り、側腹を伸ばすようにする。3 呼吸の間キープし、力をゆるめる。反対側も同様に行なう。

POINT!!
動きのポイント

横向きの姿勢は維持したまま、足の動きと重みをうまく使って脇腹を引っ張るようにする。

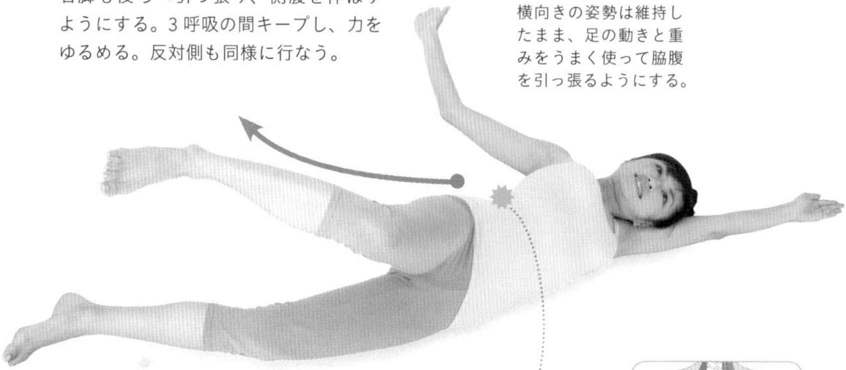

3呼吸
キープ

TARGET!!
意識するのはココ!

側腹に意識を集中する。ここの筋肉が上手に伸び縮みすれば、ウエストにくびれができ、ヒップアップ効果も得られる。

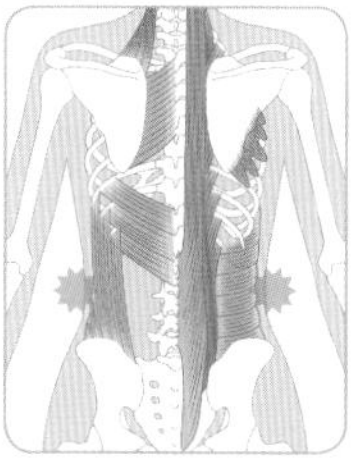

Beauty 05

バストアップ

なぜ、バストが下がる?

肩甲骨周りの筋肉が硬直すると胸郭が下がり、バストダウン。
呼吸を利用して胸郭を上げ、バストアップを目指す。

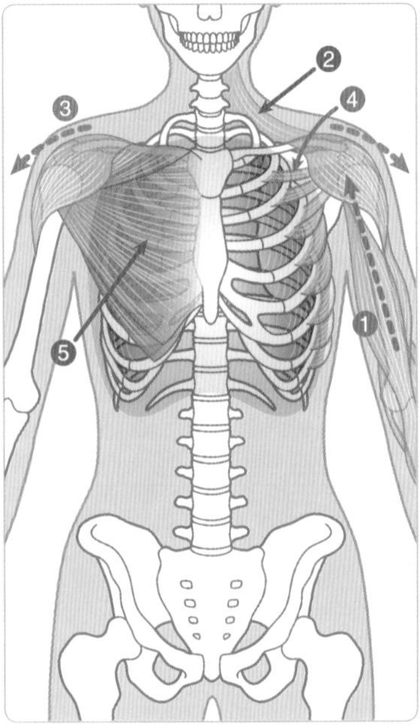

Step 1 腕の使い過ぎで腕全体が疲れて重くなる

パソコンなどのデスクワークが続くと、腕の使い過ぎで、❶指先から前腕、上腕へと疲れが伝わり、やがて腕全体が「重い」と感じるようになる。

Step 2 肩周辺の筋肉に負担がかかり肩甲骨に変位が起こる

腕をカバーしようと、❷僧帽筋上部など、肩周辺の筋肉のみがはたらく。そして、疲労が溜まると、その筋肉の弾力が弱る。すると、肩甲骨が正常な位置をキープできなくなり、❸肩甲骨が外側に流れるなどの変位が起こる。

Step 3 バストを引き上げる筋肉の弾力性がなくなり、下がる

肩甲骨が外に流れると、肩甲骨と肋骨をつなぐ❹小胸筋のはたらきが悪くなり、その下を通る血管の流れが悪くなる。結果、新陳代謝が悪くなる。また、肩甲骨が外に流れ前屈姿勢となると肩が巻き込むようになり、胸の筋肉を占める❺大胸筋も硬直して弾力がなくなり、バストダウン。

バストアップの悩み 発症

胸郭を上げて肩甲骨を中心に寄せてバストアップ

胸椎8番の呼吸法

《 84 ページへ

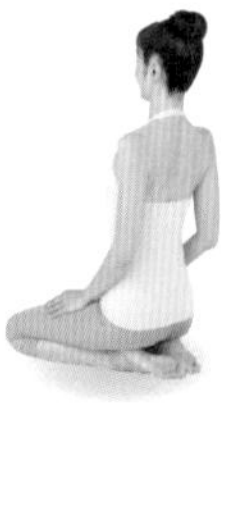

Beauty 06

デコルテを美しく

なぜ、デコルテがくずれる?

肩甲骨が外側に流れて肩が前に出た姿勢が
鎖骨と胸骨をつないでいる筋肉や関節を硬直させる。

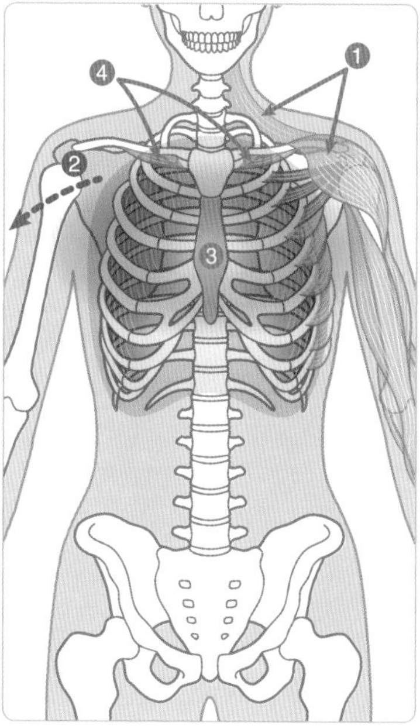

Step 1

腕の使い過ぎによる疲労が肩や背中の筋肉へ波及

腕の使い過ぎによる疲労は、指先から前腕、上腕、肩へと波及。背中の上部を覆う❶僧帽筋や三角筋が硬直し、肩甲骨の動きに影響する。

Step 2

肩甲骨が外側に流れ肩が前方に巻いたような姿勢に

肩周辺の筋肉の衰えにより❷肩甲骨が外側に流れてしまう。そのまま肩が前方へ巻いたような姿勢になる。

Step 3

胸の動きが悪くなることで鎖骨の筋肉、関節が硬直

今度は❸胸骨に負担がかかるようになる。胸が縮こまり、肋間が詰まって、胸郭が下がる。胸の動きが悪くなることで、胸骨上端の骨と鎖骨の中部下面をつないでいる❹鎖骨下筋などの筋肉が硬直、鎖骨下動脈の流れが悪くなり、新陳代謝に影響する。また、胸骨と鎖骨の間にある胸鎖関節がスムーズに動かなくなり、首や胸の筋肉のハリも失われる。

デコルテの悩み **発症**

胸骨への負担を取り除いてデコルテを美しく!

胸鎖関節の体操

《 86 ページへ

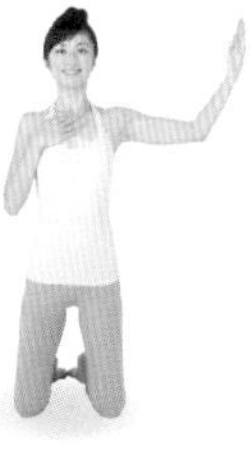

胸椎8番の呼吸法

弱った背骨を刺激していく呼吸法。
胸郭が上がり、バストがアップ。
脳の緊張を解いて、
快眠にも導く。

回数の目安 ▸▸▸ 1回（10〜20呼吸）

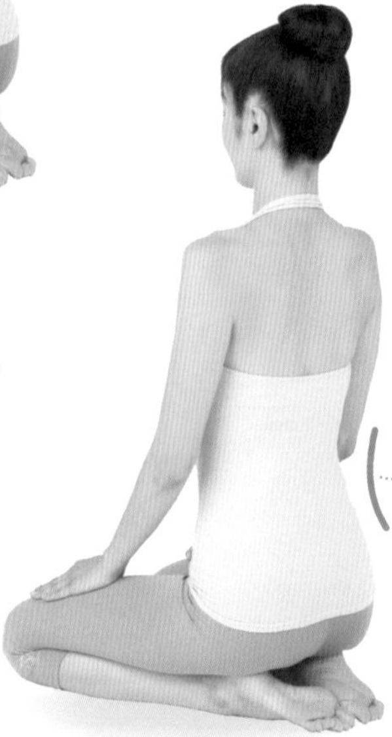

CHECK!!
腰のアーチをつくってから呼吸を開始。

1 正座で座り、背筋を伸ばす

ひざの間を広めに開いて、正座で座り、背筋を伸ばす。

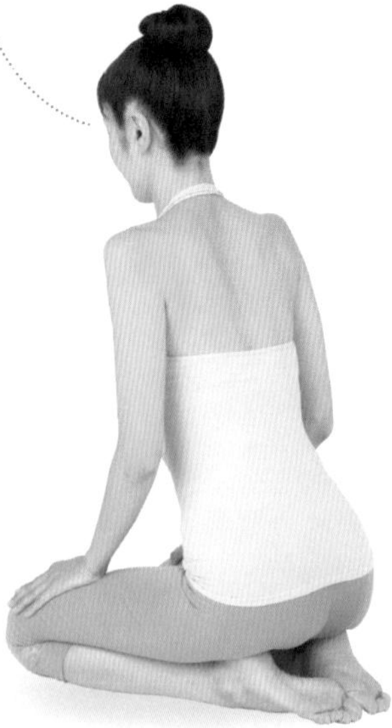

CHECK!!
呼吸を行なう際、目を閉じると、さらに集中しやすくなる。

2 からだを少し前に傾ける

背筋は伸ばしたまま、からだを少し前に傾ける。

3 肩を持ち上げるように息を吸う

軽く肩を持ち上げるようにして、大きく息を吸う。いったん息を止めて間をおき、からだを 2 の位置に戻す。

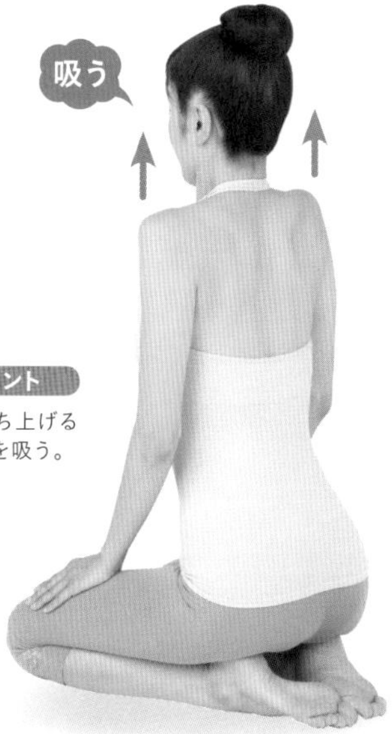

POINT!!

動きのポイント

胸郭を肩で持ち上げるようにして息を吸う。

4 胸を開くようにしながら息を吐く

息を吐くときは、胸を開くようにしながら軽く肩を持ち上げ、肩甲骨の下角を締めるように下げて、胸椎 8 番に呼吸を落とし込む。

約 1 分　繰り返す

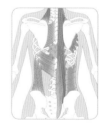

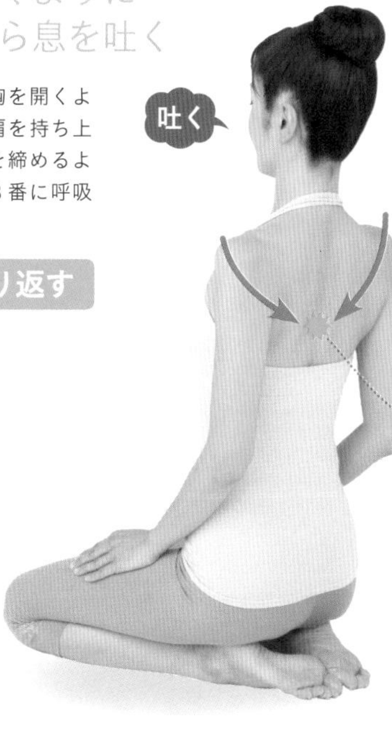

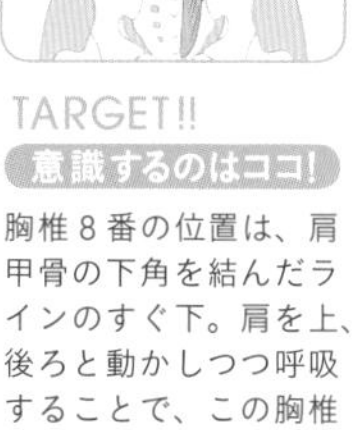

TARGET!!

意識するのはココ!

胸椎 8 番の位置は、肩甲骨の下角を結んだラインのすぐ下。肩を上、後ろと動かしつつ呼吸することで、この胸椎 8 番を刺激することができる。

胸《きょう》鎖《さ》関《かん》節《せつ》の体操

腕の動きで胸鎖関節に力を集める体操。胸が広がり、鎖骨に弾力が出る。胸鎖関節は胸骨と鎖骨が交わる場所にある。

回数の目安 ▸▸▸ 左右１回ずつ

1 ひざ立ちになる

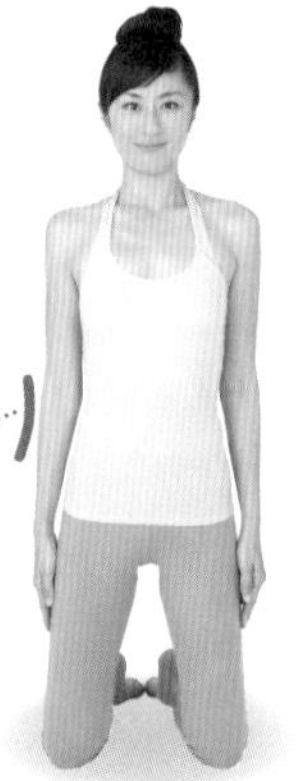

両ひざで立つ。
ひざは腰幅に広げる。

CHECK!!
腰のアーチを意識した姿勢から動作を開始。

2 鎖骨を手で押さえる

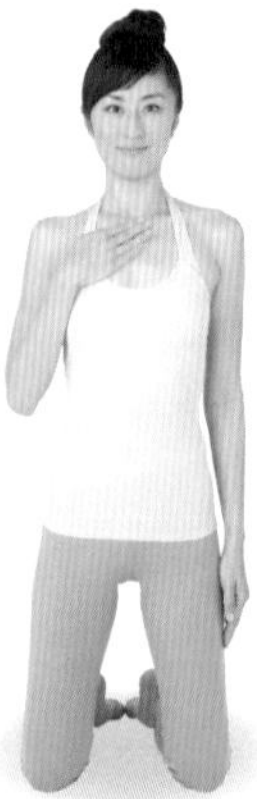

右手の指先を左の鎖骨にあて、胸鎖関節の位置を確認する。

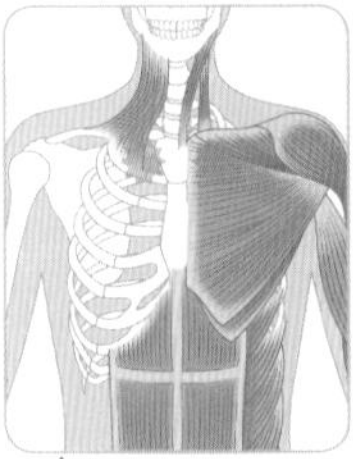

TARGET!!
意識するのはココ！
胸鎖関節は胸骨と鎖骨が交わるところで、肩を動かすときに最初に動く場所。

3 左腕を前から上げる

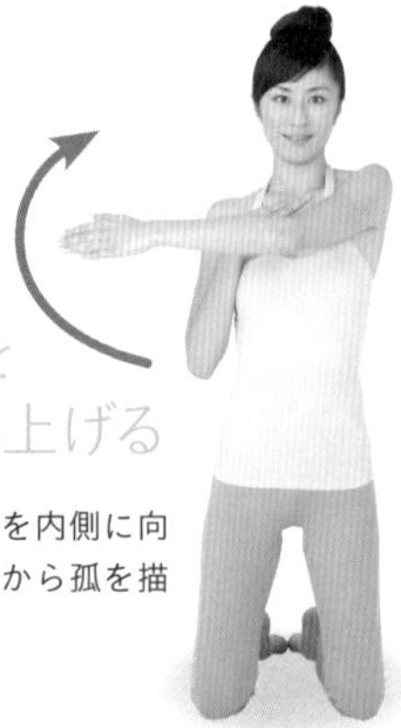

左腕は、手のひらを内側に向けて、からだの前から孤を描くように上げる。

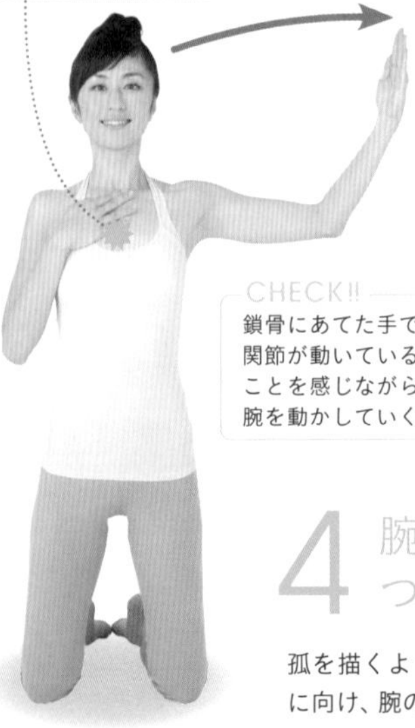

CHECK!!
鎖骨にあてた手で、関節が動いていることを感じながら腕を動かしていく。

4 腕と胸鎖関節のつながりを感じる

孤を描くように左腕を上げ、同時に顔を少し上に向け、腕の重さが胸鎖関節にのる角度をつくる。

5 右腕も孤を描くように上げる

右手を鎖骨から離し、同じように孤を描くようにして、肩のやや後ろまで回す。このとき、左の胸鎖関節を意識して右腕の角度をつくる。

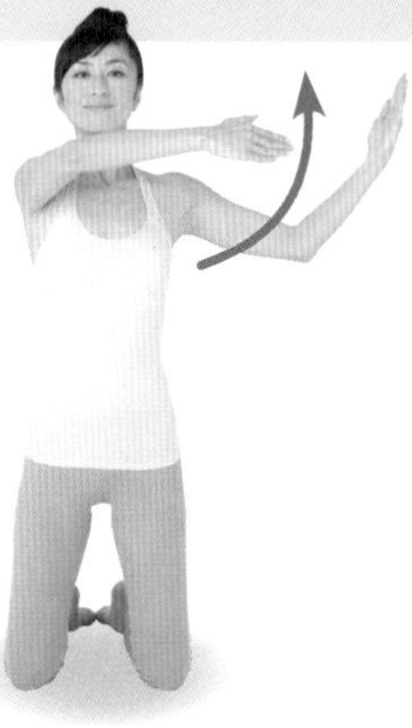

POINT!!

動きのポイント

胸鎖関節に少しずつ手の重みをのせていくようなイメージ。手の動きに合わせて鎖骨が引っ張られるのを感じながら、ゆっくりと腕を下ろしていこう。

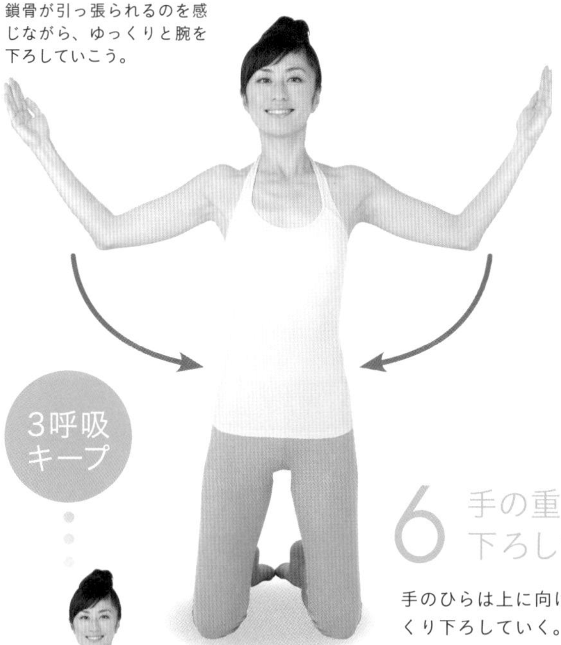

横から見ると…

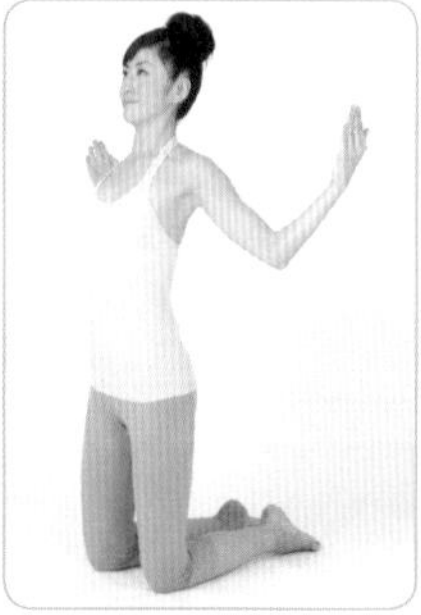

3呼吸キープ

6 手の重みを利用して下ろしていく

手のひらは上に向けたまま、両手をゆっくり下ろしていく。このとき、手の重みを利用して、鎖骨を引っ張るようにする。

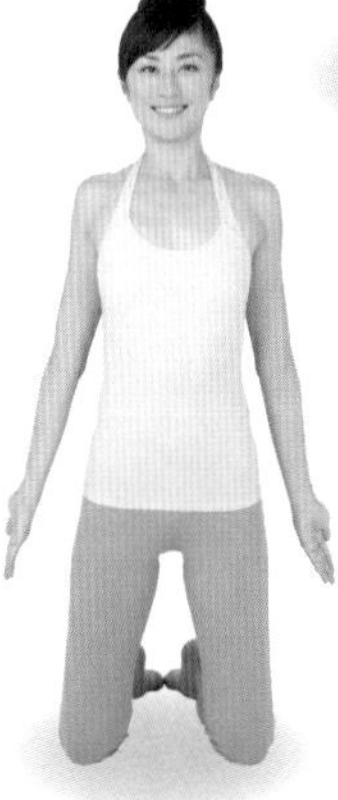

7 両手を下ろしてキープする

両手を下まで下ろしたら、胸鎖関節に集めた力を抜かずに、3呼吸の間キープする。反対側も同様に行なう。

すっきり背中

なぜ、背中にぜい肉がつく？

背中を丸めた姿勢では、肩甲骨が広がり
下がることによって、背中のラインがくずれていく。

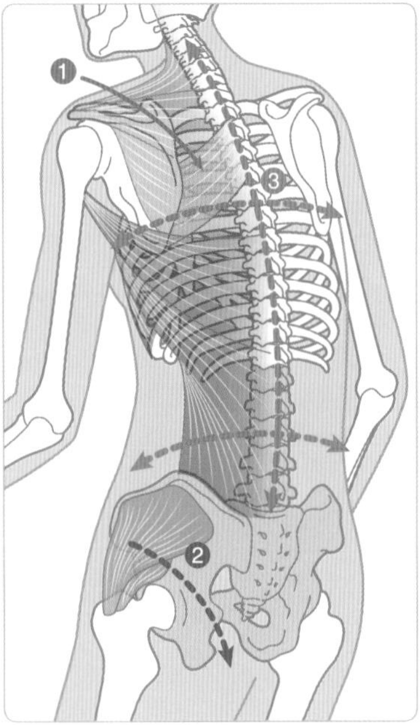

Step 1

腰が下がる姿勢が続くと背中の筋肉、背骨が硬直する

背中を丸めた体勢で仕事や作業をしていると、だんだん背中がこわばってくる。その状態で動き続けると、胸を張ったり、脊柱をまっすぐに保つ僧帽筋や脊柱起立筋群が硬直し始める。これらの筋肉の動きが悪くなると、肩甲骨の動きに関連する❶菱形筋などにも影響し、肩甲骨の動きが悪くなる。それにともない肩甲骨が外側に流れ、肩や首、胸の筋肉の硬直につながる。

Step 2

腰の筋肉も硬直して骨盤が後傾筋肉の動きをさらに鈍らせる

また、前屈姿勢は腰に負担がかかるため、骨盤に関連する大殿筋、❷中殿筋が硬直し、骨盤後傾に拍車をかける。

Step 3

動きの鈍い筋肉で覆われ背中はもたついた印象に

❸上下左右から引っ張られたままの状態でからだをまっすぐ保てなくなり、伸び縮みのない筋肉に覆われた背中は、のっぺりと広がり、そこにぜい肉がつく。

すっきり背中の悩み 発症

肩甲骨の可動性をよくして背中をすっきりさせる

大の字体操

《 90 ページへ

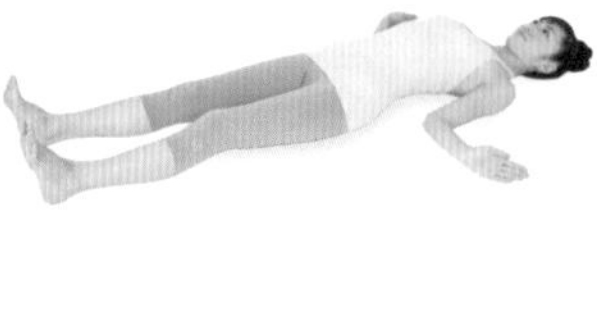

小 顔

なぜ、顔が大きく見える?

**顔のパーツが分散したようにぼやけていると、大きく見えてしまう。
表情筋の動きが悪くなり、眉間にシワができる原因にもなる。**

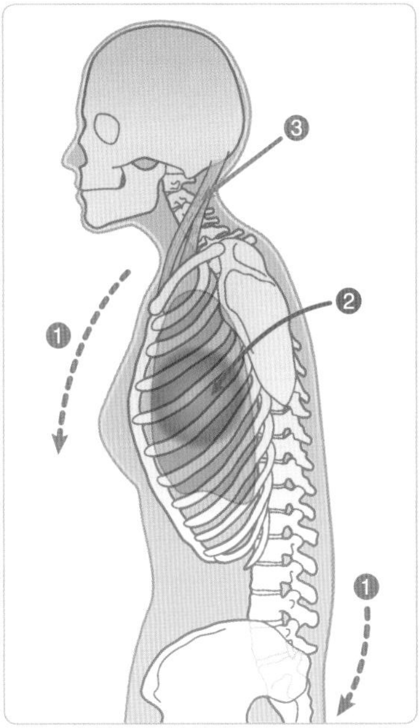

Step 1
前屈姿勢になり 呼吸が浅くなる

疲れやストレスが溜まると、肩は落ち❶前屈姿勢に。そこから肋間が詰まり、心臓や肺が圧迫されて、呼吸が浅くなる。

Step 2
気持ちが暗くなると 分散したような顔に

前屈姿勢が続くと心理的にマイナス思考になる。また、肉体的にも呼吸が浅くなり、❷肺の機能が低下して、気持ちが暗くなる。そうなると、集中力がなくなって、ぼーっとしたときのような、分散した顔になる。

Step 3
後頭骨周辺の結合が悪くなり 表情筋がうまく動かせない

同時に、前屈姿勢になると、あごが前に突き出し、首のカーブがなくなり、後頭骨につながる頭板状筋、側頭部につながる❸胸鎖乳突筋、あごにつながる広頸筋などが緊張する。すると後頭骨周辺の縫合の動きが悪化し、顔の表情筋の動きが悪くなる。これらが重なり、顔が分散して大きく見える。

小顔の悩み 発症

後頭部の硬直をとり、肺の機能も高めて小顔に!

逆転の体操
《 78 ページへ

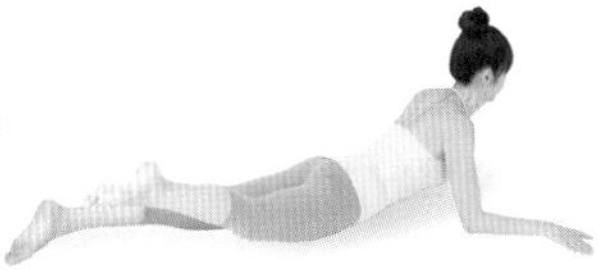

大の字体操

肩甲骨の可動性を
よくしてから、外に開いた
肩甲骨を中心に寄せる体操。
肋間や背骨がゆるむ。

回数の目安 ▸▸▸ 1回

1 あお向けに寝る

あお向けに寝る。両足は腰幅に伸ばし、両手は伸ばしてからだの横に置く。

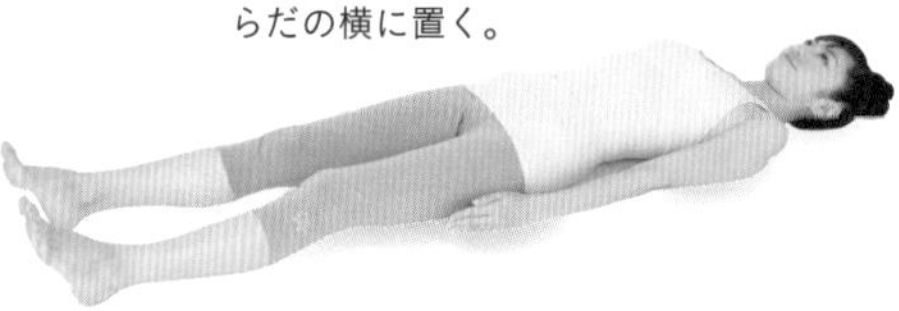

2 両腕を頭方向に上げる

ひじを伸ばしたまま、両腕を頭方向に上げる。このとき、肋骨をグーっと持ち上げるようにする。

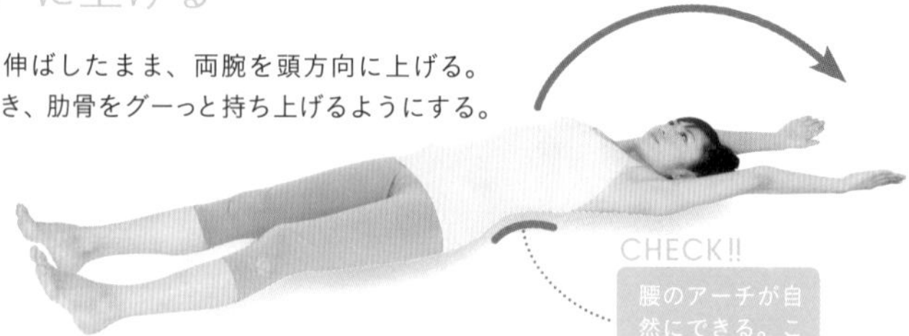

CHECK!!

腰のアーチが自然にできる。ここで確認。

3 手のひらを外側に返して左右交互に伸ばす

両腕を指先方向に伸ばしながら、手のひらを外側に向ける。肩甲骨を寄せて、指先方向に左右の腕を交互に2〜3回ゆっくり小さく伸ばす。

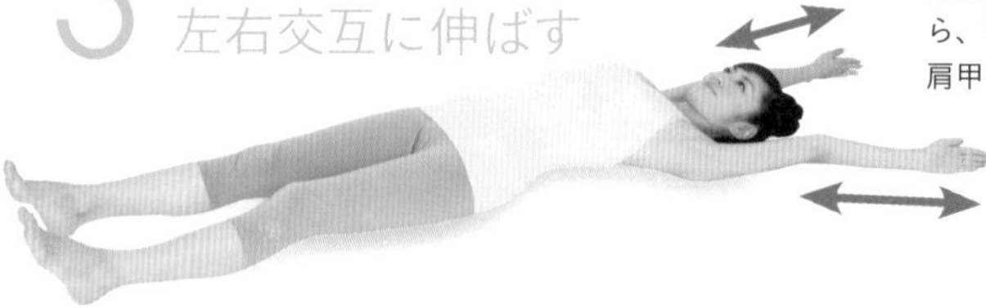

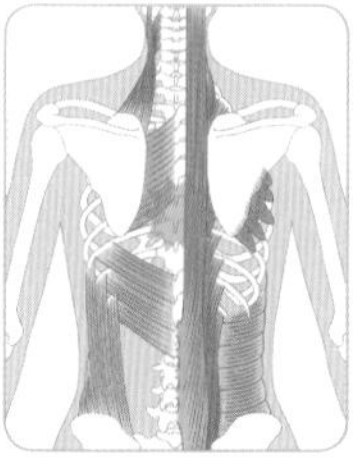

TARGET!!

意識するのはココ！

肩甲骨を背中の中心に寄せるように意識しながら、両腕をゆっくり開いていく。

4 両腕をゆっくりと開く

肩甲骨を寄せるように、両腕をゆっくり開いていく。引っかかりを感じるポイントがあったらそこで停止し、指先方向に左右の腕をジワーっと小さく交互に2〜3回伸ばす。

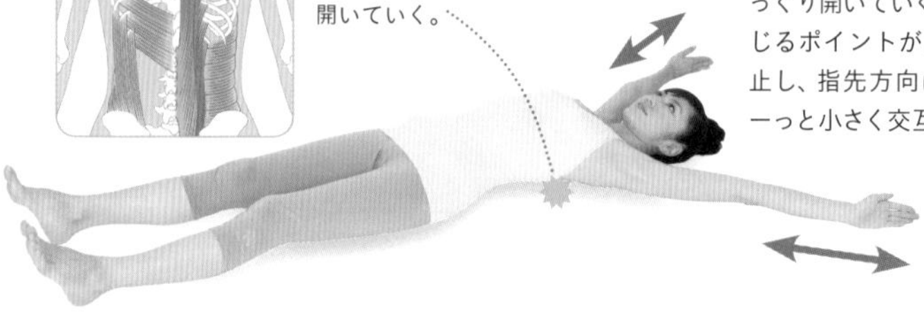

5 ひじを外側に張り出すように曲げる

両腕をいったん頭上に戻す。ひじを外側に張り出すように曲げて、再度、腕を下ろしていく。

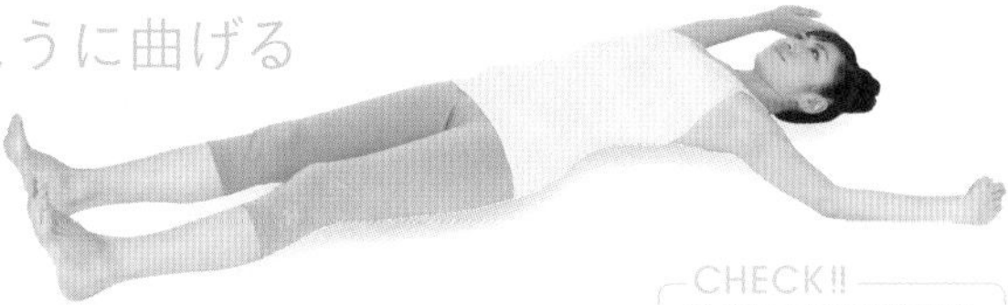

CHECK!!
両足はかかとを突き出すようにして、足首の力を抜かない。

CHECK!!
手首は最初の状態を維持、小指を床から離さないように。

後ろから見ると

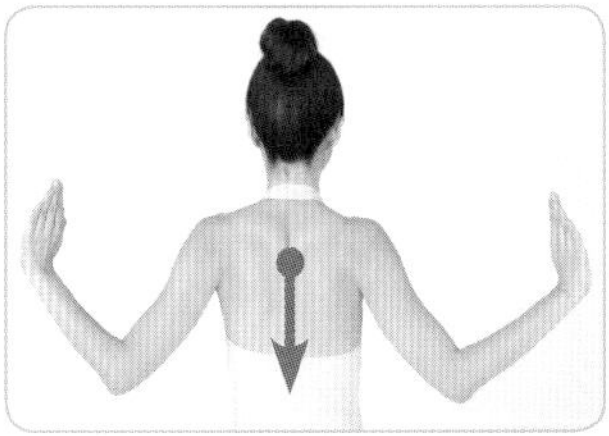

POINT!!
動きのポイント
ひじを曲げて下ろす。上腕はひじの動きにつられるように。こうすると、肩甲骨の間に集めた力が腸骨のほうへ下りてきて、自然と背中が反ってくる。

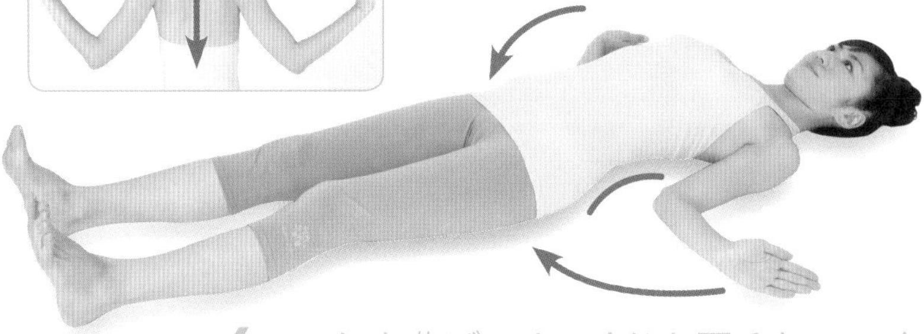

6 ひじを曲げてゆっくりと下ろしていく

そのまま非常にゆっくりと、孤を描くように、なるべく小指を床につけながら、腕を下ろしていく。このとき、手首、足首の力は抜かないように。背中から肩甲骨の間に集めた力が、自然に腸骨に移動していくことを感じながら行なう。

7 キープして力をゆるめる

3呼吸キープ

腕がこれ以上下りなくなったら、ひじから先をゆっくり下ろす。そのまま3呼吸の間キープし、力をゆるめる。

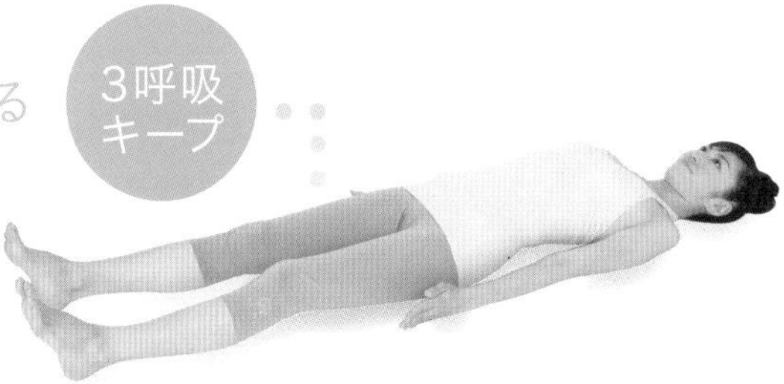

美白

なぜ、肌色が黒ずむ?

**腰の疲労から、骨盤や股関節の可動性が悪化。
腰が下がった姿勢は、肌のターンオーバーにも悪影響を及ぼす。**

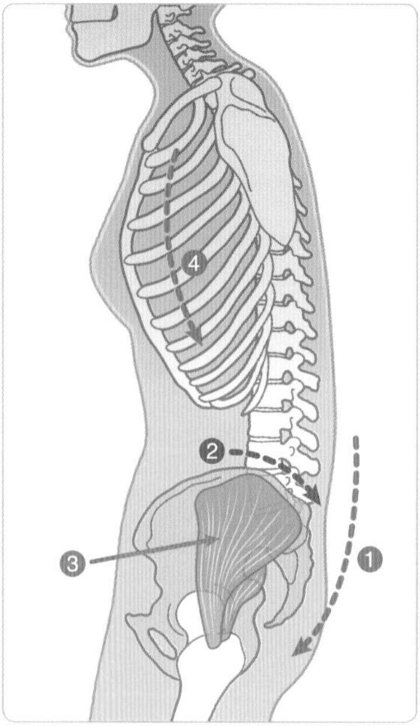

Step 1

疲れなどで筋力が弱まり姿勢が悪くなる

ハードなスケジュールが続いたり、ストレスを抱えたまま生活をしていると、睡眠不足から疲れが溜まり、コチコチのからだになる。全身の筋肉が弾力性を失い、❶腰が下がった姿勢になる。

Step 2

腰椎の湾曲が保てなくなり骨盤、股関節の動きがダウン

腰が下がると❷骨盤が後傾して腰椎の湾曲が保てなくなり、腰椎の動きが悪くなる。腰で体重を支えられなくなり、その重さは股関節へと流れ、股関節で体重を支えようとして股関節周辺の筋肉が疲労する。

Step 3

腸骨と股関節をつなぐ筋肉が硬くなって皮膚代謝が鈍る

とくに❸中殿筋は骨盤を支える重要な筋肉であり、この筋肉のはたらきが失われると前屈姿勢となるため❹肋骨にも負担がかかり、正常な呼吸ができなくなる。すると新陳代謝が阻害され、皮膚にも影響が及び、肌が黒ずんでしまう。

美白の悩み 発症

中殿筋にある「雀斑《じゃくはん》」という皮膚に関連する急処を刺激

横寝の股関節体操

《 94 ページへ

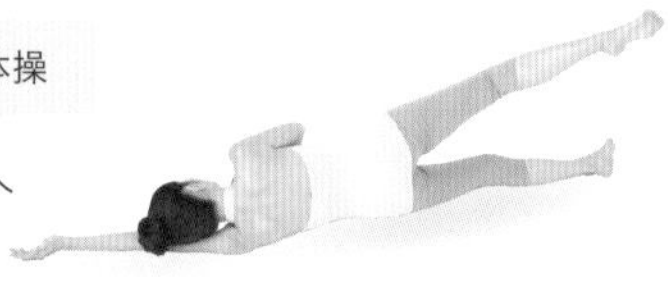

Beauty 10

シミ

なぜ、シミができる?

目の下などにできることが多いシミ。腰のアーチがなくなる仙骨が下がった姿勢が、ホルモンバランスの乱れを引き起こす。

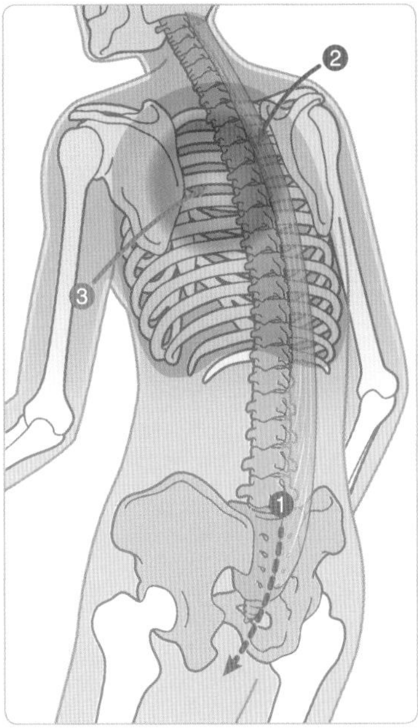

Step 1

仙骨の下がりが骨盤に影響しホルモンバランスがくずれる

骨盤を構成する腸骨と仙骨を結合している仙腸関節。腰が下がった姿勢で腰のアーチがなくなると、❶仙骨が下がり、仙腸関節の動きが悪くなって、骨盤の可動性が失われる。生理前後の骨盤の開閉に支障が生じるため、生理がスムーズにできず、生殖器の機能が低下。ホルモンバランスのくずれなどのトラブルが起きる。

Step 2

背骨が硬直すると自律神経にも影響が出る

また、腰が下がると体重が支えきれなくなり、前屈姿勢になる。すると脊柱を保つ❷脊柱起立筋群に負担がかかり硬直する。その結果、背骨の動きも悪くなり、自律神経にも悪い影響が出てくる。

Step 3

心肺に負担がかかり機能が低下全身の血液循環が弱くなる

さらに前屈姿勢で胸が圧迫されて、❸心臓や肺に負担がかかる。心肺機能が低下し、血液の循環が悪くなる。これらホルモンバランスのくずれ、自律神経の乱れ、血行不良などが重なり、シミができる。

シミの悩み 発症

自律神経、ホルモンバランスを整えてシミを改善

中殿筋に合わせる捻転体操

《 74ページへ

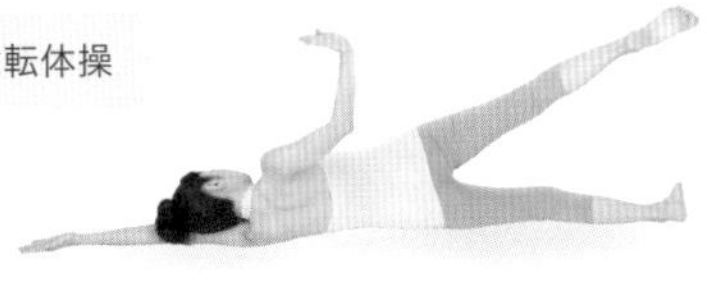

横寝の股関節体操

股関節が硬くなると、生殖器や
泌尿器の機能が衰え、肌にも悪影響が。
足を使って股関節に流れた力を
中殿筋から腸骨に戻す。

回数の目安 ▸▸▸ 左右1回ずつ

1 横向きに寝て腕に頭をのせる

横向きになり、左手を頭の方向に伸ばして頭をのせる。両足はそろえて軽くひざを曲げる。

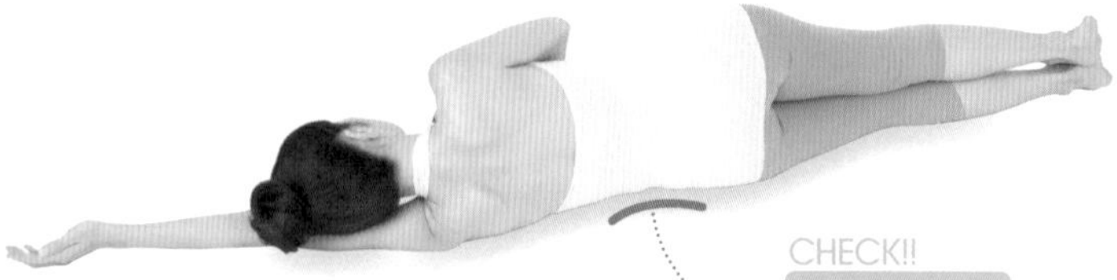

CHECK!!

腰のアーチを意識した姿勢から動作を開始。

2 右足を上げる

軽く曲げた足を、お尻の筋肉を使って、足の付け根から上げる。

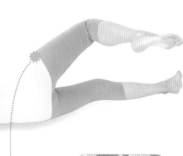

TARGET!!

意識するのはココ!

お尻の筋肉、大転子を意識。脚力で上げるのではなく、脚の重みを使って、お尻から脚全体を持ち上げるようなイメージで行なう。

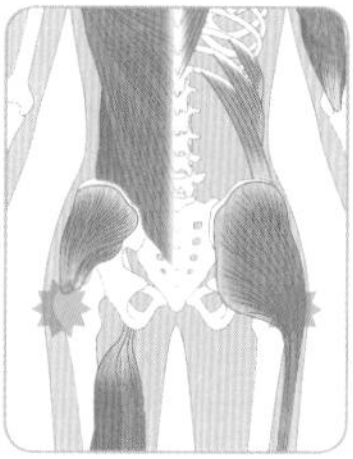

3 右足を後ろへ傾けて力を集める

さらに右足を上げながら、背中側へ傾ける。腰のヤコビー線のところに力が集まるのを感じながら、3呼吸の間キープ。足をゆっくりと下ろし、反対側も同様に行なう。

3呼吸
キープ

TARGET!!
意識するのはココ!

大転子から中殿筋、中殿筋から腸骨に、力が上がっていくのを感じながら行なう。

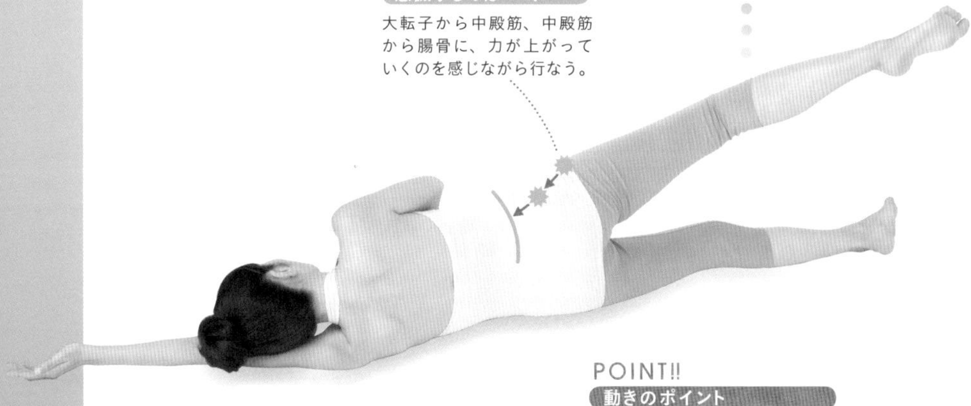

POINT!!
動きのポイント

腰の力が抜けてしまうと、力が集まらない。横向きの体勢で腰を安定させたまま、バランスをとりながら、足を背中側へ傾けていく。

肌荒れ・乾燥

なぜ、肌荒れ、乾燥が起こる?

血流やリンパの流れが悪くなると、からだに老廃物が溜まりやすくなり、肌荒れや乾燥のトラブルに発展する。

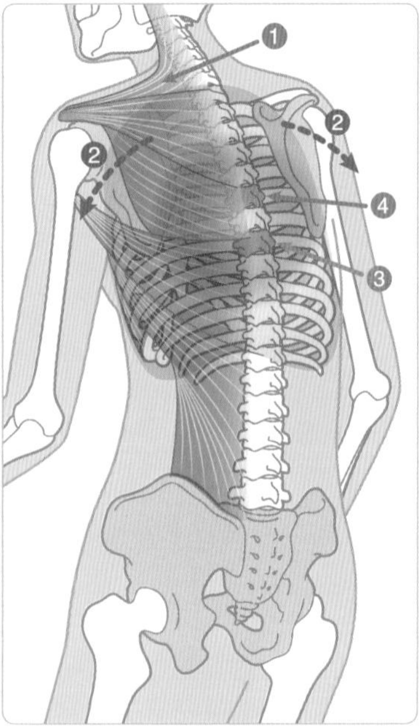

Step 1

睡眠不足などで疲れが溜まり肩甲骨が外側に流れた姿勢に

睡眠不足などでからだに疲れが溜まり、前屈姿勢に。背中の上部を覆う❶僧帽筋や脊柱起立筋などが硬直し、❷肩甲骨が外側に流れる。

Step 2

胸椎7番が硬直しリンパの流れが悪くなる

その状態が続くと肩甲骨周辺のほかの筋肉にも影響。わきの下近くにあるリンパと関係が深い❸胸椎7番が硬直しリンパの流れが悪くなる。

Step 3

肺の機能低下で汗がかけずからだに老廃物が溜まる

同時に、前屈姿勢で胸郭が圧迫されると、肋骨と肺に負担がかかって呼吸器のはたらきが低下し、血液の流れも悪くなる。また、胸椎7番が硬直すると体温調整に関連する❹胸椎5番も徐々に硬直するため汗がかけなくなる。新陳代謝が衰え、からだに老廃物が溜まることで肌荒れや乾燥などのトラブルが起きる。

肌荒れ・乾燥の悩み 発症

リンパの流れを活性化して肌荒れ・乾燥を改善

リンパ体操

《 98 ページへ

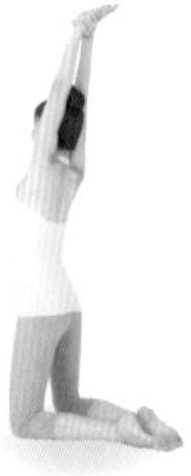

Beauty 12

シワ・たるみ

なぜ、シワができる? 肌がたるむ?

**顔の皮膚と後頭部はつながっている。後頭部が開くと、
頭皮が弾力を失い、シワが生じたり、肌がたるんでくる。**

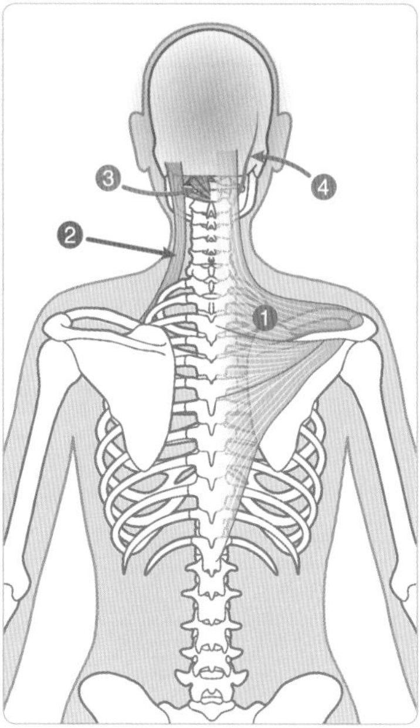

Step 1 首の可動性が悪くなり後頭部深層にある筋肉が硬直

腰が下がることで前屈姿勢になると、背中の上部を覆う❶僧帽筋、側頭骨と鎖骨・胸骨に関連する❷胸鎖乳突筋などが硬直して首の動きが悪くなり、そこから❸後頭直筋、上・下頭斜筋といった後頭部の深層にある筋肉が硬直を起こす。

Step 2 脳につながる血管が圧迫されて頭部への血流が悪化

続いて脳へとつながる血管に影響が生じる。とくに❹後頭動脈の血流が阻害され、頭皮に栄養が行き渡らなくなる。その結果、頭皮も硬化して弾力を失う。

Step 3 弾力を失った頭皮では肌を引っ張ることができない

頭皮と顔の皮膚はつながっていて、頭皮が弾力を失うと、顔の皮膚を引っ張り上げる力がなくなってしまい、シワ、たるみなどが生じる。

シワ・たるみの悩み 発症

顔とつながる後頭部を引き締めてシワ・たるみを改善

後頭部寄せ

《100ページへ

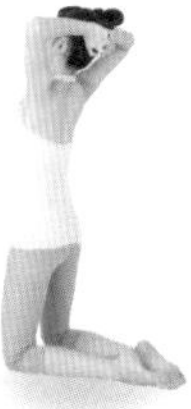

リンパ体操

リンパの流れを活性化する体操。
リンパ節が集中している
わきの下の肋間をゆるめ、
胸椎7番を刺激する。

回数の目安 ▶▶▶ 左右1回ずつ

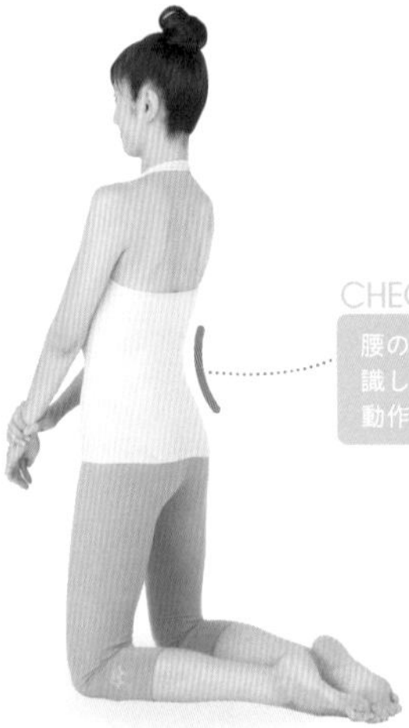

CHECK!!
腰のアーチを意識した姿勢から動作を開始。

1 ひざ立ちになって手を組む

腰幅で、ひざ立ちになる。背筋を伸ばす。右手で左の手首をつかむ。

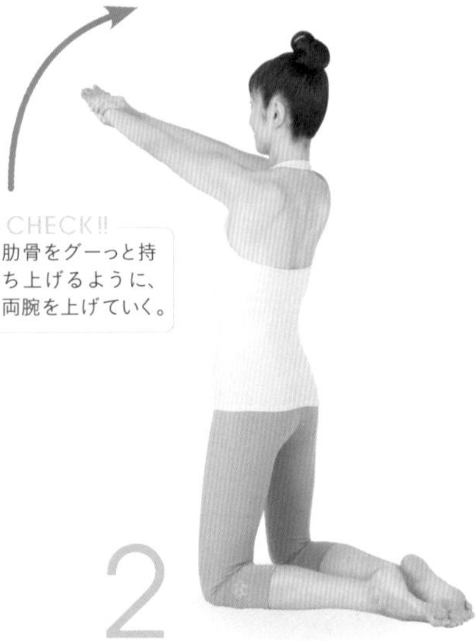

CHECK!!
肋骨をグーっと持ち上げるように、両腕を上げていく。

2 軽くひじを伸ばして胸の前から頭上へ

胸の前で両手のひじを伸ばす。そこからゆっくりと両腕を上げていく。

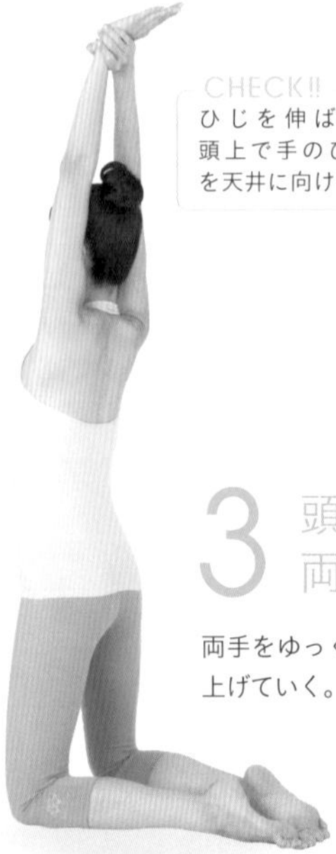

CHECK!!
ひじを伸ばし、頭上で手のひらを天井に向ける。

3 頭の真上まで両手を上げる

両手をゆっくりと頭の真上まで上げていく。

4 からだを少し傾けて わきの下の肋間を 伸ばす

上体を少し右に傾けながら、右手で左腕を引っ張るようにして、わきの下の肋間を伸ばす。このとき、意識は胸椎7番に向け、わき腹ではなく、わきの下を伸ばすイメージで行なう。3呼吸の間キープして、力をゆるめる。反対側も、手を組みかえて同様に行なう。

3呼吸
キープ

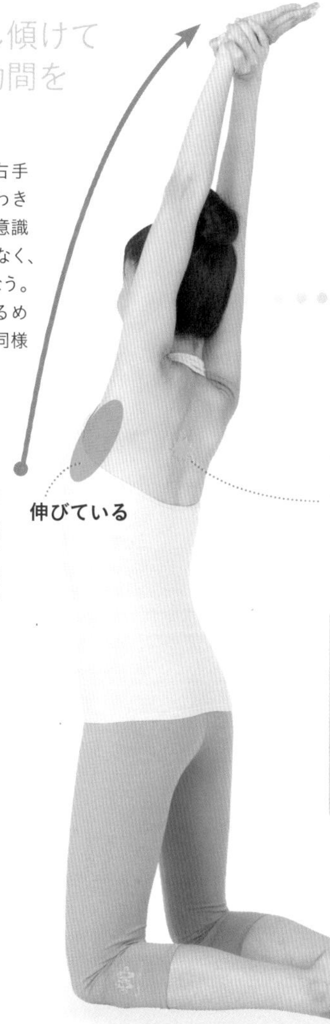

POINT!!

動きのポイント

腰から曲げてしまうと、脇腹が伸びるだけで、胸椎7番に力を集められない。腰は固定して、わきの下を伸ばすイメージで。

TARGET!!

意識するのはココ!

胸椎7番の位置は、肩甲骨の下を結んだライン上。わきの下の肋間を伸ばすことで、ここに力を集める。

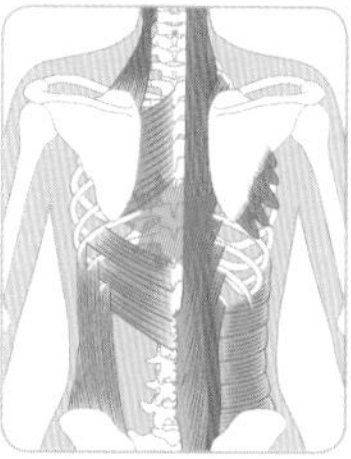

これはNG

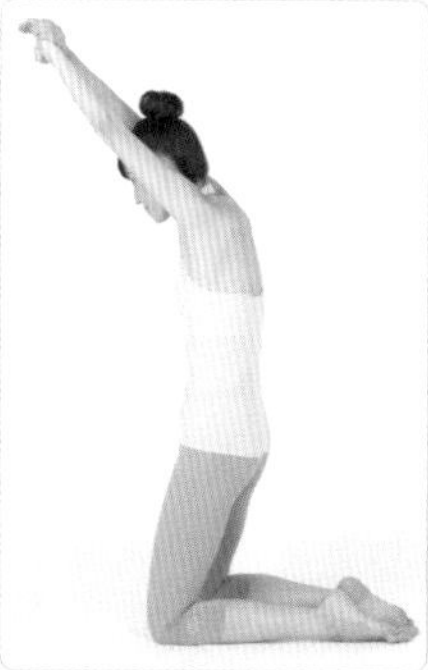

背中が丸くなる姿勢はNG。

後頭部寄せ

顔と頭皮はつながっているので、
後頭部を寄せることで引き締める。
後頭部が引き締まると、
集中力も出てくる。

回数の目安 ▸▸▸ 1回

1 ひざ立ちになり後頭部で両手を組む

腰幅で、ひざ立ちになる。胸を張るように両手の指を組み、後頭部にあてる。顔を天井方向に45度ぐらい上げる。

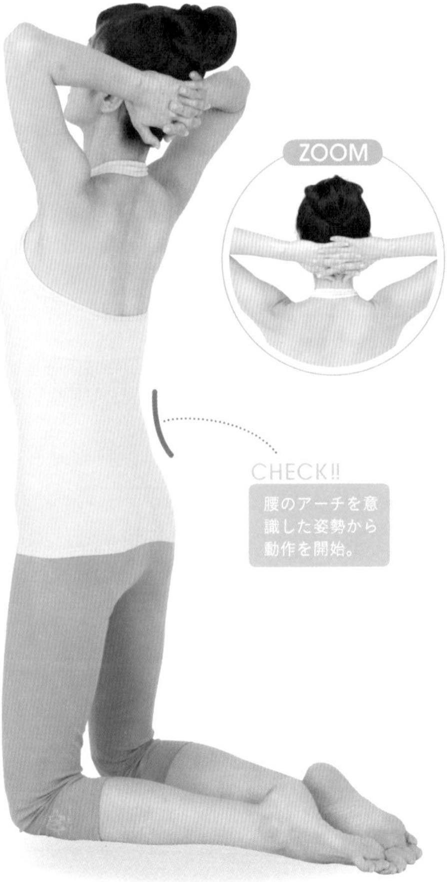
ZOOM
CHECK!!
腰のアーチを意識した姿勢から動作を開始。

2
組んだ手で後頭部を挟むように中心に寄せる

両手のひらの付け根の部分で後頭部を挟み、中心に寄せる。

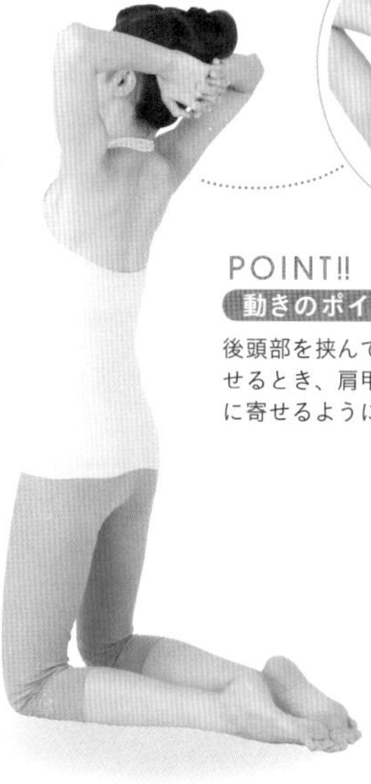

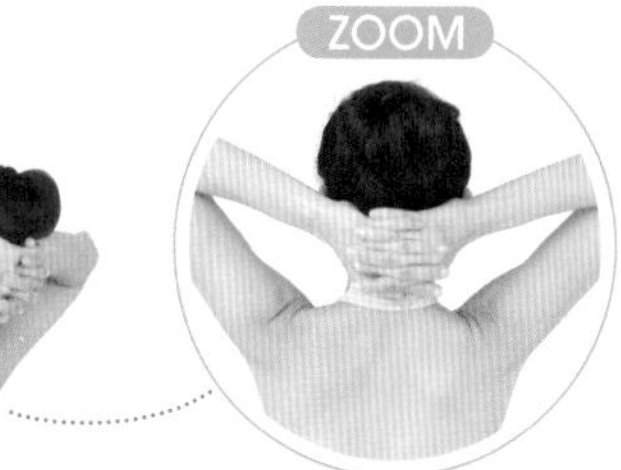

POINT!!
動きのポイント

後頭部を挟んで中心に寄せるとき、肩甲骨も中心に寄せるようにする。

3
手をやや上にずらしながら3カ所ぐらい締める

後頭部にあてた手を少し上にずらし、下から3カ所ぐらいを寄せて締める。両手のひらの付け根部分で挟み、同じように、中心に寄せて、力をゆるめる。

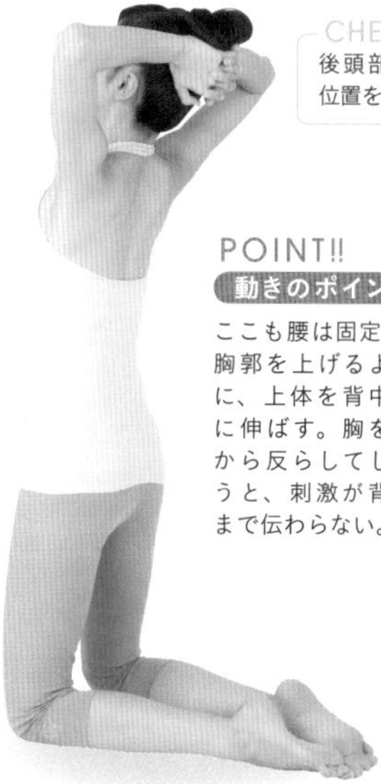

CHECK!!
後頭部にあてた手の位置を少し上にずらす。

POINT!!
動きのポイント

ここも腰は固定し、胸郭を上げるように、上体を背中側に伸ばす。胸を腰から反らしてしまうと、刺激が背中まで伝わらない。

ニキビ・吹き出物

なぜ、ニキビ・吹き出物ができる?

大人になってからできる吹き出物は、生活習慣やストレスに端を発するホルモンバランスのくずれが原因であることが多い。

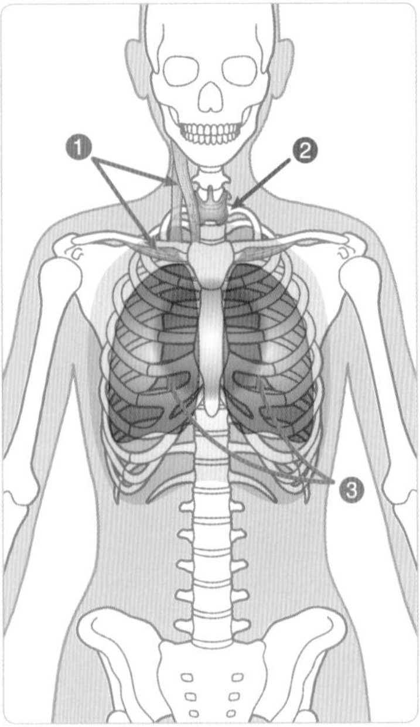

Step 1 疲れて前屈姿勢になりのどが引っ張られる

睡眠不足や深夜の飲食で疲労が溜まってくると、腰も下がり、背中を丸めた前屈姿勢になる。肋骨や胸は縮こまり、❶鎖骨周辺の筋肉がこわばって、のどが圧迫されたような状態になる。

Step 2 甲状腺ホルモンのバランスが乱れる

のどには❷甲状腺という内分泌器官があり、基礎代謝を上げる、体温を維持するなど、全身の細胞の活性化を促す作用を持つ甲状腺ホルモンを分泌している。のどへの負担が長期化すると、この甲状腺が影響を受けて、甲状腺ホルモンのバランスが乱れる。

Step 3 自律神経が乱れ、さらにホルモンのバランスがくずれる

また、❸胸が縮こまると肺が圧迫され、呼吸が浅くなって、睡眠の質が落ちる。すると自律神経が乱れ、ホルモンバランスがさらに悪化し、ニキビや吹き出物などのトラブルが生じる。

ニキビ・吹き出物の悩み 発症

ホルモンのバランスを整えてニキビ・吹き出物を解消

上胸部三角点の体操

《 104ページへ

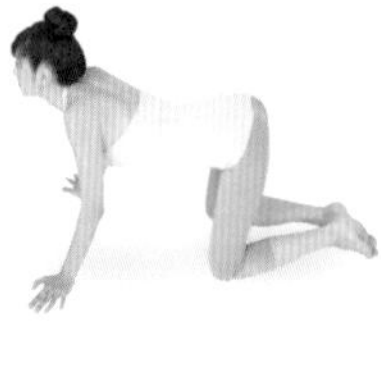

Beauty 14

肌のくすみ

なぜ、肌がくすむ？

肌がくすんでしまうのは、しっかりと汗がかけないから。
肺と腎臓の機能が弱まるとからだに老廃物が溜まってしまう。

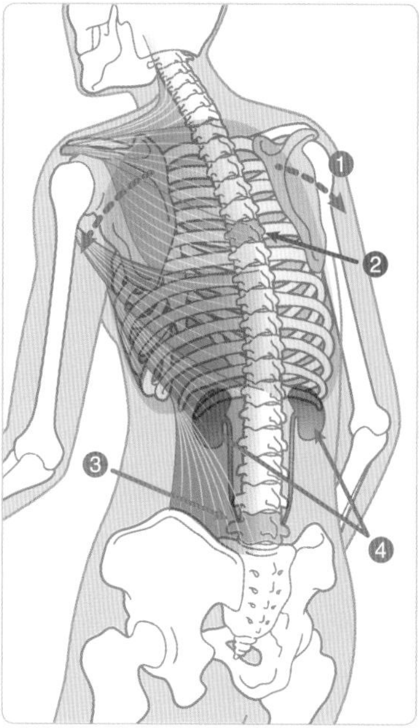

Step 1 背中の筋肉の弾力が弱まり 肩甲骨が外に流れ肺機能が低下

腰が下がった姿勢では背中の筋肉に負担がかかり、弾力が弱まって、❶肩甲骨が外に流れる。すると肋骨が落ちて肺が圧迫され、その機能が低下する。

Step 2 体温調節がうまくいかず 汗がしっかりとかけない

肩甲骨が外に流れると、左右の肩甲骨の筋肉が硬直し、そこから汗と体温調節の機能に関連する❷胸椎５番が硬直し始める。すると、汗を自然にかくことがむずかしくなり、汗として出せなかった成分は尿として余分に排泄され、腎臓に負担がかかる。

Step 3 腎臓の機能が低下して デトックス作用が鈍る

また、腰が下がったままだと泌尿器系と関連が深い❸腰椎５番に負担がかかるため、泌尿器のはたらきが悪くなり、ますます❹腎臓のはたらきが低下する。汗でも尿でも老廃物を排出することができず、その結果、肌のくすみが生じる。

肌のくすみの悩み 発症

汗を出せるからだをつくって肌のくすみを改善

こうもり様体操
《106ページへ

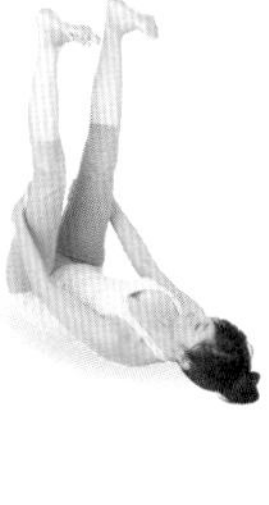

上《じょう》胸《きょう》部《ぶ》三角点の体操

肩甲骨の間にある筋肉で神経系を刺激し、同時に胸郭を広げる。

回数の目安 ▸▸▸ 1回

1 四つんばいになる

四つんばいになる。ひざは腰幅に、手は肩幅よりやや広く開く。ひじを曲げて上体を下げ、頭も下げる。

CHECK!!

腰のアーチを意識した姿勢から動作を開始

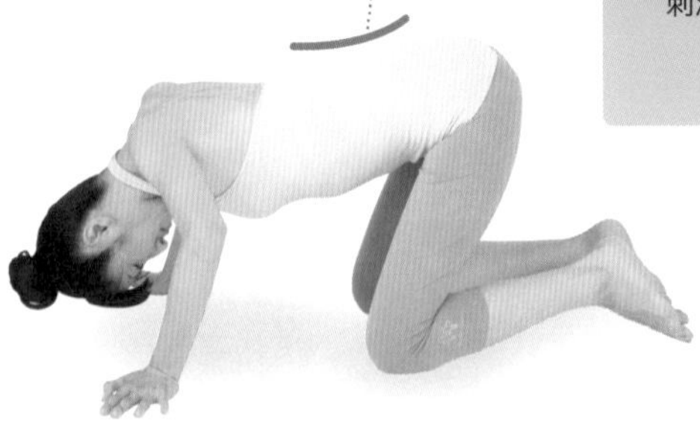

TARGET!!

意識するのはココ!

上胸部三角点とは、左右の肩甲骨の上角と、胸椎5番までをつないだ三角形のこと。ここに意識を向けて体操を行なう。

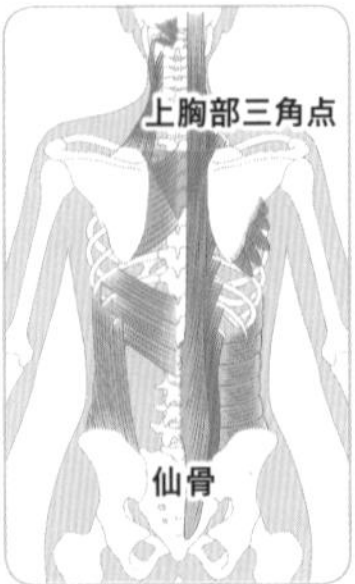

2 首筋を伸ばすように顔を上げる

首を伸ばすようにして顔を上げながら、上体を起こしていく。このとき、ひじは突っ張らない程度に軽く曲げておく。

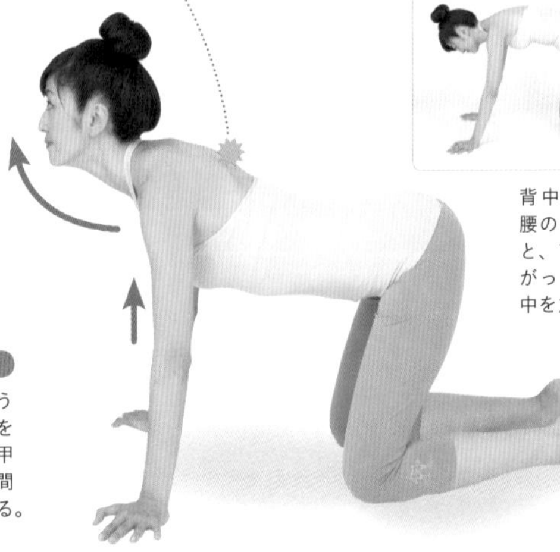

これはNG

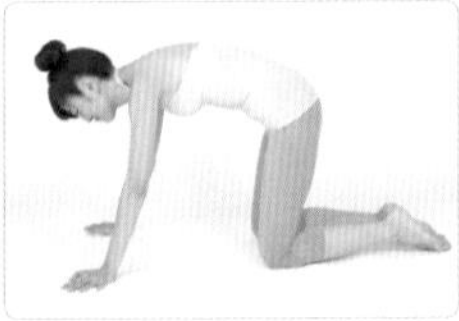

背中は丸めない。腰のアーチがないと、首が簡単に上がってしまう。背中を丸めないこと。

POINT!!

動きのポイント

あごでのどを引っ張るように、首を伸ばしながら、顔を上げる。こうすることで肩甲骨が中心に寄り、肩甲骨の間（上胸部三角点）に力が集まる。

3 仙骨を軸にして上胸部三角点から引っ張る

顔は上げた状態で、腰のアーチも維持したまま、仙骨を軸にして、上胸部三角点から引っ張るように、ゆっくりと背筋を伸ばす。上胸部三角点に力をさらに集めて、3呼吸の間キープ。

POINT!!

動きのポイント

お尻（仙骨）を部分的に止めて、上胸部三角点に力を集めるように、少し前へ。このとき軽く頭を上げる。

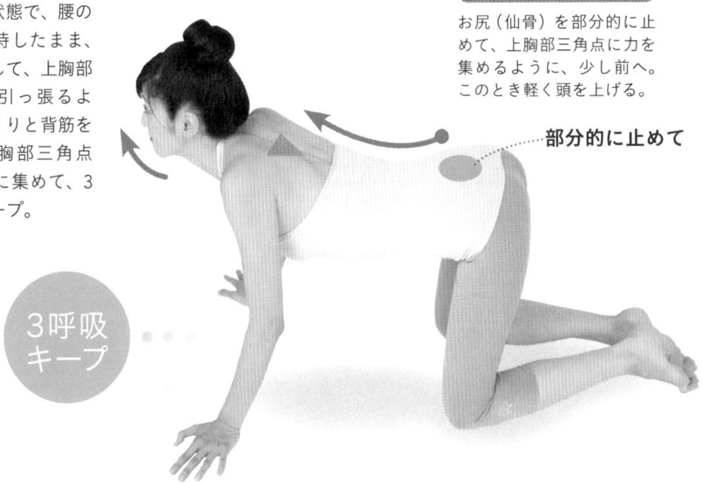

4 上胸部三角点を軸にして仙骨から引っ張る

次は、上胸部三角点を軸にして、仙骨から引っ張るように、ゆっくりと背筋を伸ばす。上胸部三角点に集まった力を抜かないように伸ばしながら、3呼吸の間キープ。3と4を交互に2～3回行なう。

POINT!!

動きのポイント

上胸部三角点を部分的に止めて、仙骨で後方に引っ張る。

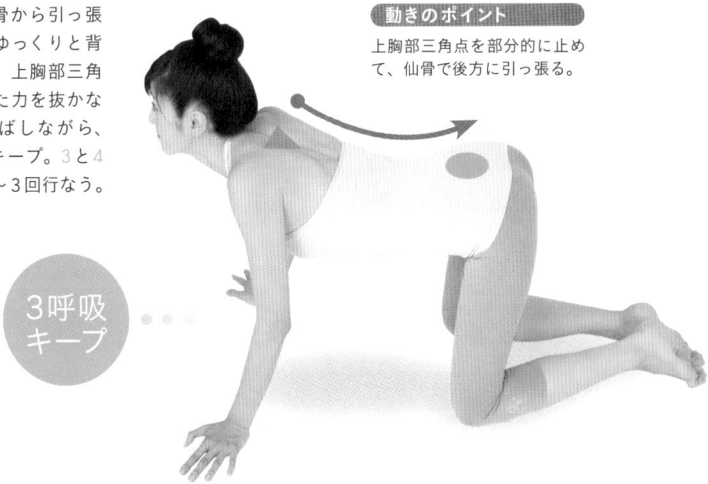

こうもり様《よう》体操

太ももの裏にある大腿二頭筋を伸ばし、
腎臓のはたらきをよくする体操。
大腿二頭筋からつながる腸骨にも
はたらきかけられる。

回数の目安 ▸▸▸ 1回

1 あお向けに寝て ひざを曲げる

あお向けに寝て、両ひざを曲げる。
両手は、手のひらを左右のひざに置く。

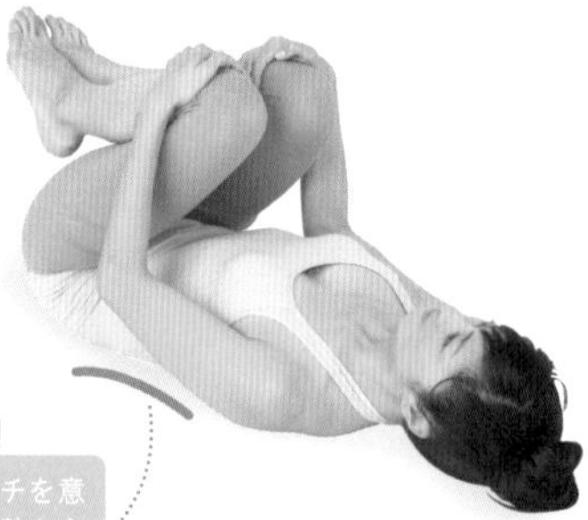

CHECK!!
腰のアーチを意識した姿勢から動作を開始。

2 左右のひざを 交互に動かす

左右のひざを交互に、おなか方向へ動かして、腰周りの筋肉をゆるめる。左右交互に、5～10回行なう。

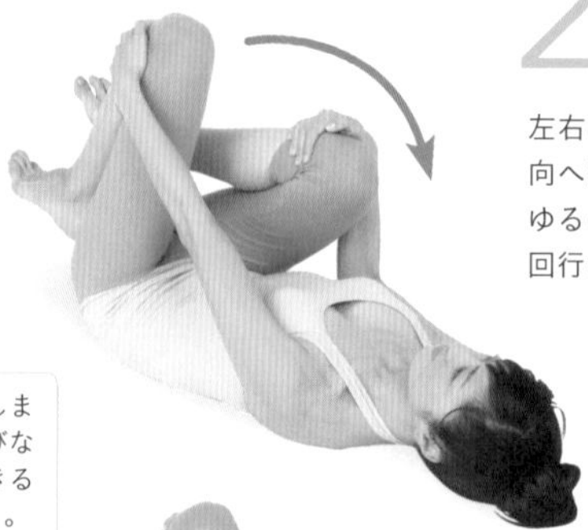

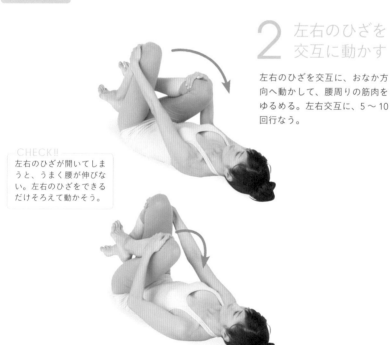

CHECK!!
左右のひざが開いてしまうと、うまく腰が伸びない。左右のひざをできるだけそろえて動かそう。

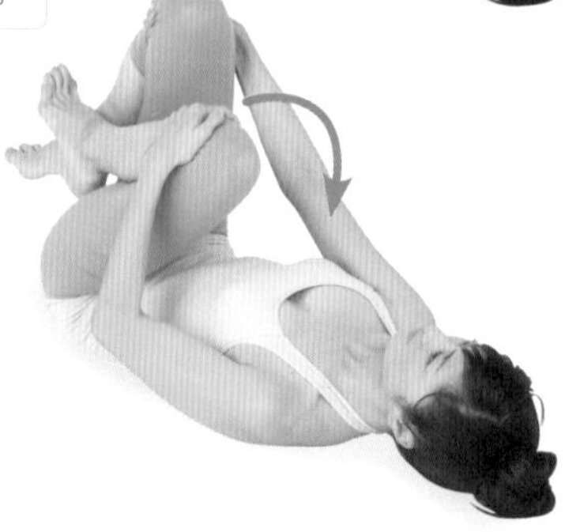

3 片足ずつ、真上に伸ばす

ひざを伸ばして両足を上げ、手のひらを左右の太ももの裏に置く。片足ずつ、かかとを上に押し出すようなイメージで、真上に伸ばす。これを左右それぞれ行なう。

横から見ると

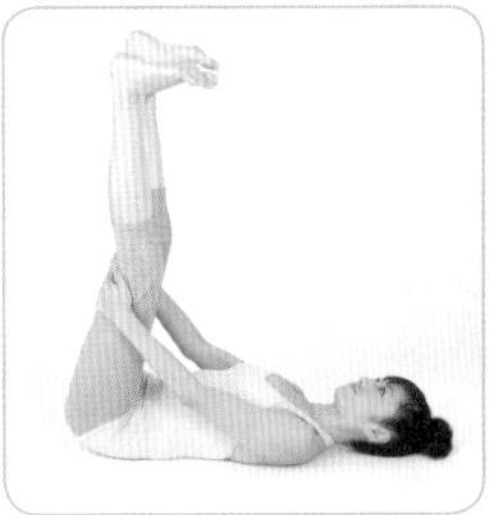

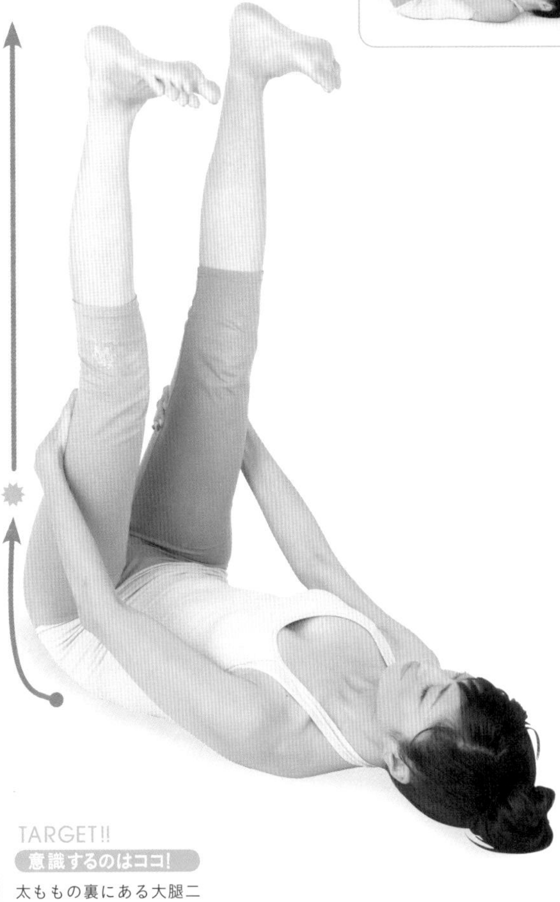

POINT!!

動きのポイント

大腿二頭筋に力を集めるためには、太もも裏をしっかり伸ばさなければ効果がない。できるだけひざは曲げないこと。

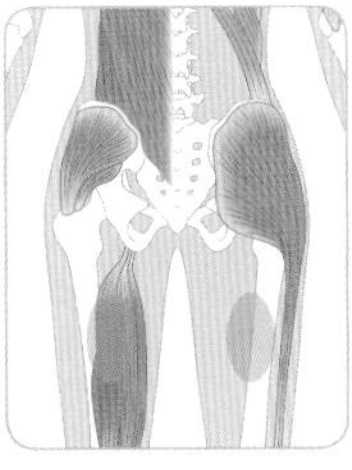

TARGET!!

意識するのはココ!

太ももの裏にある大腿二頭筋を意識。腰から伸ばすようにして、太ももの裏のこの筋肉が気持ちよく伸びているのを感じよう。

Column 4

人体美学活用のヒント

ハッピーな恋愛、
円満な結婚生活を送るために
人体力学体操で性の悩みも解消！

女性のなかには、性の悩みを抱えている方も多いようです。なかでもパートナーとの性生活が苦痛だったり、「感じない、潤わない」という声をよく聞きます。みなさんは、パートナーのことが好きですか？ 愛していますか？ 夫なのだから、彼氏なのだから愛しているに決まっている……と、頭で考えたものでなく、自分の心からの感情で愛していますか？ 食べ物でたとえると、おいしそうなものを見ると唾液が出て、胃液も出て、胃袋は喜んで動いて、吸収されます。同じように、愛する相手だからこそ快感があり、潤い締まってきます。不信感を持っているような人とであれば感じないのは当たり前のことです。

心から愛しているはずなのになぜ……？ と、悩んでいる方は、生理後や産後に、骨盤がきちんと締まっていないせいで、感受性が鈍くなっているのかもしれません。また、背骨にＳ字カーブがなく、棒のようなまっすぐなからだも、性の感覚が鈍くなりがちです。

心とからだ、両方の感受性を高める体操を実践して、充実したセックスライフを送るのも、女性の美しさにつながります。

性の悩みにおすすめの人体力学体操	42ページ▶人体スクワット体操 54ページ▶内転筋を使った骨盤挙上法

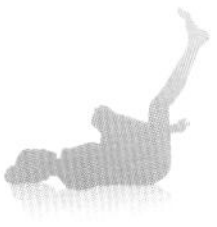

第5章

Health

人体力学体操で元気を手に入れる!

女性に多い症状＆デイリーケア編

※第3章～第5章で紹介する症状の流れは、おもに女性に多く見られる骨盤から起こる不調を想定した場合の一例です。

Health 01

慢性疲労

なぜ、慢性疲労になる?

つねにストレスを抱えていると背中の筋肉に疲労が溜まりやすくなり、心肺機能の低下で血行不良がさらに深刻化。疲れが抜けないからだに。

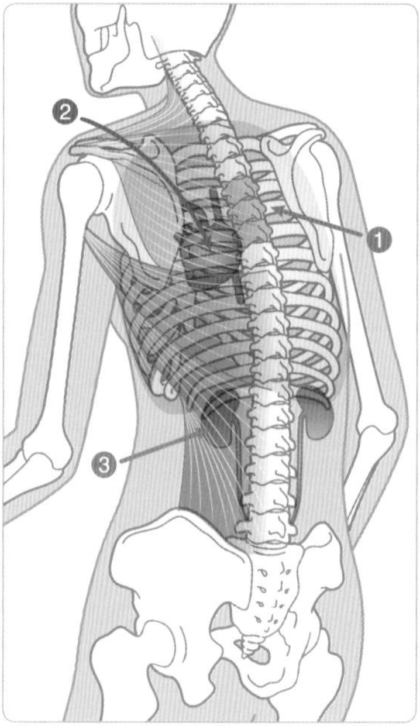

Step 1

前屈姿勢が続くと使っていない筋肉に疲労が溜まる

腰が丸まった前屈姿勢で仕事や作業を続けていると、動きに偏りが生じ、一部の筋肉のみしか使われなくなる。それが部分疲労となって、血流が悪くなる。

Step 2

背中の硬直が背骨へ伝わり心肺機能が低下する

また、肩甲骨が外に流れるために、背中の筋肉が硬直。その緊張が背骨にも伝わり、左右肩甲骨の間にある❶胸椎3番、4番、5番が硬直し始める。胸椎3番は肺、4番は心臓、5番は体温調整・汗と関係しているため、心肺機能が低下する。

Step 3

心臓への負担が増して血流が悪化疲労が回復できなくなる

同時に、前屈姿勢では胸郭が狭まり、❷心臓に負担がかかって、血流はますます悪化。さらに汗が出にくくなるため、❸腎臓の機能が低下するなどの要因も加わり、疲労が回復できない状態となって、慢性疲労となる。

慢性疲労 発症

神経系を刺激して、疲労が回復できるからだに戻す

上下ねじれ体操

《112ページへ

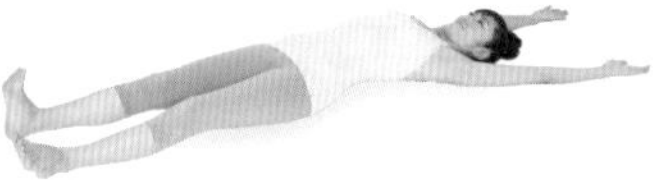

イライラ・不安感

なぜ、イライラする？ 不安になる？

ストレスを発散できない人は、からだを緊張させていることが多く、それをゆるめるのが苦手。イライラや不安感には浅い呼吸が関係している。

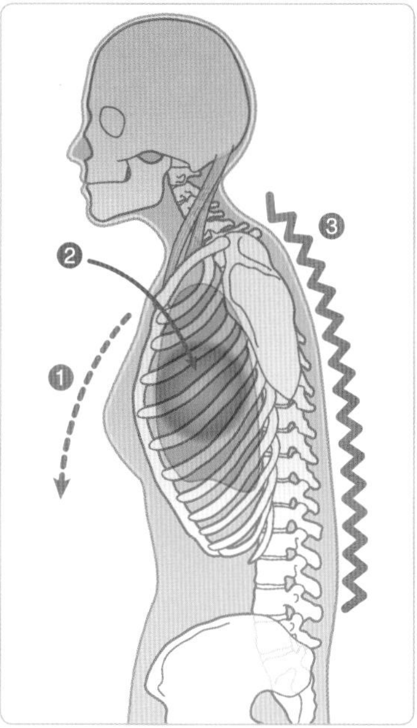

Step 1
ストレスの発散が苦手な人はからだを常に緊張させている

今はストレスに満ちた時代。真面目な人ほど上手にストレスを発散できずに、普段から自分のからだを緊張させていることが多い。

Step 2
前屈姿勢になり呼吸が浅くなる

そのような人は疲れも溜まっているせいで❶前屈姿勢に。するとよけいからだは緊張し、ゆるめることができなくなる。また、肋骨が落ちて肋間が詰まると、❷心臓や肺が圧迫されて、呼吸が浅くなる。

Step 3
浅い呼吸が脊髄神経系に影響し心の乱れを生み出す

心肺機能の低下は❸背骨を硬直させ、その影響は自律神経にも出る。たとえば睡眠時にはたらく副交感神経が正常なら、からだを緊張から解きほぐして気持ちをリラックスさせるが、浅い呼吸のままだと質のよい睡眠がとれず、副交感神経が正常にはたらかず、朝起きても緊張したままで、イライラや不安感を生み出す。

イライラ・不安感 発症

硬直した背中の筋肉をゆるめてイライラ・不安感を解消

脊椎行気法

《114ページへ

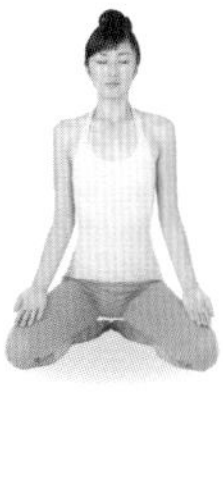

上下ねじれ体操

からだの前後の
偏りやねじれを調整する体操。
背骨の緊張をゆるめて、腎臓の
はたらきを高める効果もある。

回数の目安 ▸▸▸ 1回

1 あお向けに寝る

あお向けに寝る。両足は腰幅に伸ばし、両手は伸ばしてからだの横に置く。

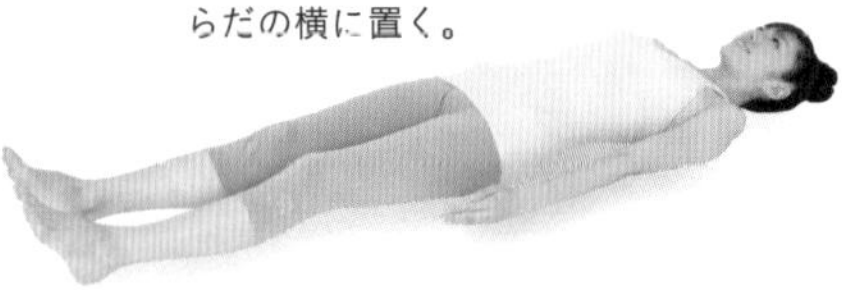

2 両腕を頭方向に上げる

ひじを伸ばしたまま、両腕を頭方向に上げる。このとき、肋骨をグーっと持ち上げるようにする。

CHECK!!
肋骨をグーっと持ち上げるようなイメージで、両腕を上げていく。

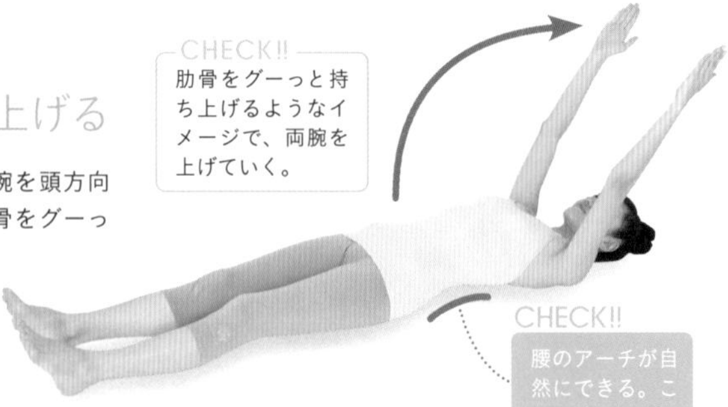

CHECK!!
腰のアーチが自然にできる。ここで確認。

3 手は指先のほうへ 足はかかとのほうへ伸ばす

手と足を伸ばす運動ではなく、手と足を使って背骨のわきを伸ばしていく体操。まず、同側を伸ばす。左手と左足を引っ張り合うようにゆっくり伸ばし、3呼吸間キープして、力をゆるめる。続いて右手と右足を、同様に行なう。

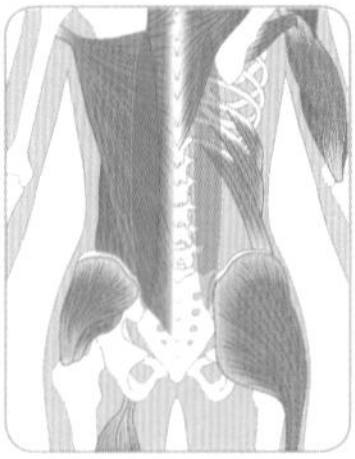

TARGET!!
意識するのはココ!
背中の真ん中あたり。手と足を使って背骨のわきを伸ばしていく。

3呼吸キープ

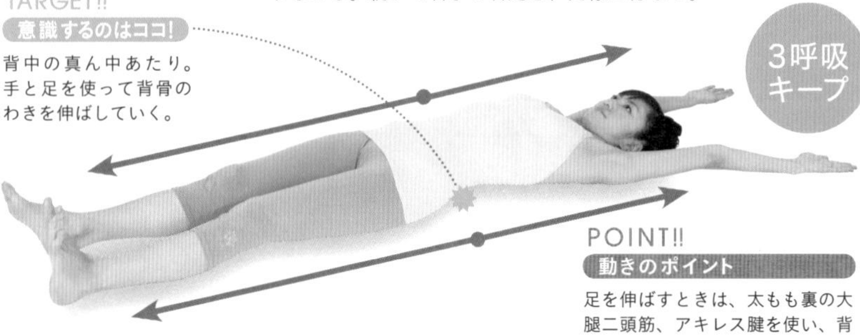

POINT!!
動きのポイント
足を伸ばすときは、太もも裏の大腿二頭筋、アキレス腱を使い、背骨の中心から伸ばすようにする。

4 対角線で背骨を伸ばす

次に、対角線上の手足を使って背骨のわきを伸ばす。まず、左手を指先のほうへ、右足はかかとを突き出すようにして、おなかの裏あたりを交差するようにゆっくりと伸ばす。3呼吸の間キープして、力をゆるめる。続いて、右手と左足を、同様に行なう。

3呼吸キープ

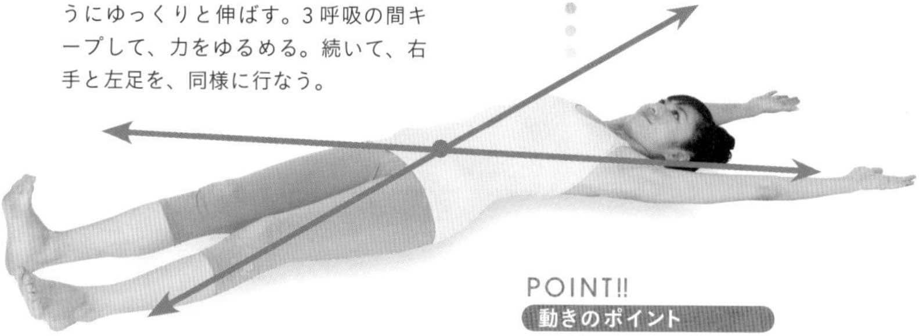

POINT!!
動きのポイント

対角線上の手足を引っ張り合うようにして背骨のわきを伸ばす。足はかかとを突き出すようにするとよく伸ばせる。

5 伸びにくい方向を繰り返し伸ばす

4つの方向に伸ばして、どの方向が伸びなかったかを確認。その方向を、数回繰り返し伸ばす。

3呼吸キープ

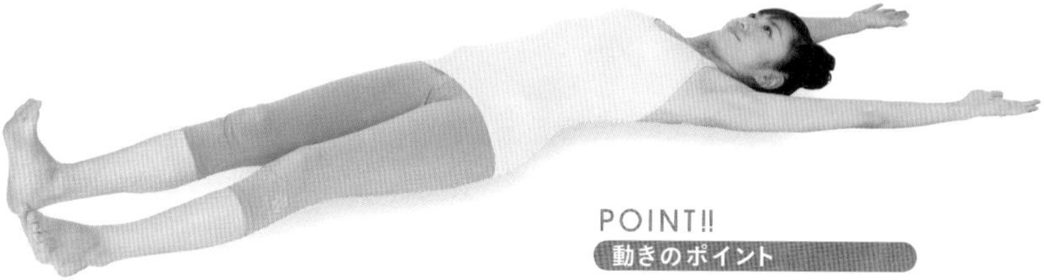

POINT!!
動きのポイント

なかなか伸びた感覚がない場合は、手の開き具合を変えたり、足の開き具合を変えながら、伸びる角度をつくり、伸ばしてみよう。

脊《せき》椎《つい》行《ぎょう》気《ぎ》法

背骨ひとつひとつに
呼吸を入れていく
イメージで行なう呼吸法。
心を整え、快眠にも導く。

回数の目安 ▸▸▸ 1回（1〜3分）

1 正座で座り背筋を伸ばす

ひざの間を広げて、正座で座る。両手は甲を太ももに置き、背筋を伸ばす。目を閉じて心を落ち着かせ、背骨に意識を向ける。

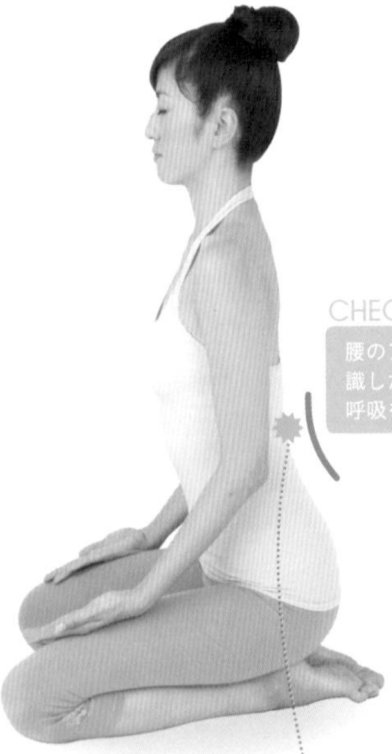

CHECK!!
腰のアーチを意識した姿勢から呼吸を開始。

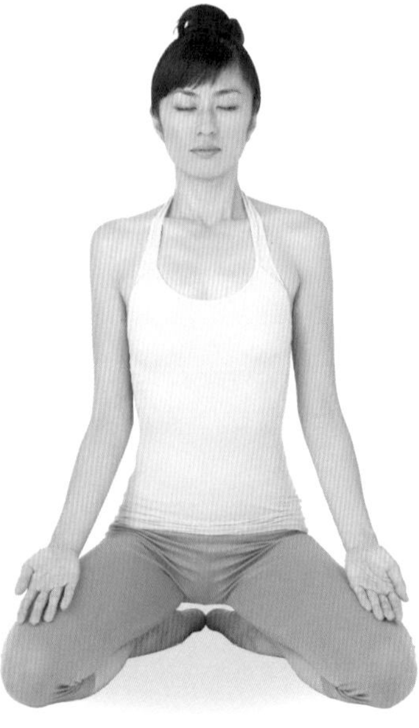

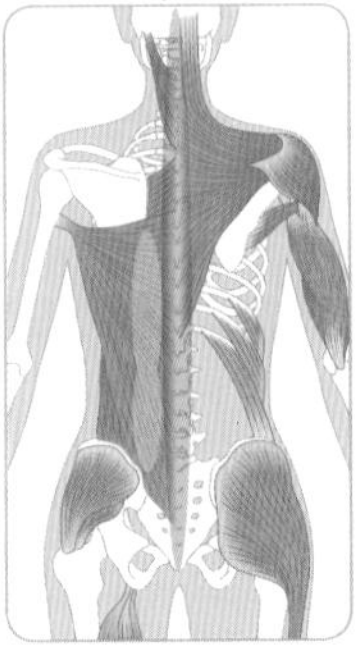

TARGET!!
意識するのはココ!
背骨に意識を集中する。脊椎神経が出入りする背骨の脊椎にはたらきかけて、興奮した神経をコントロールしていく。

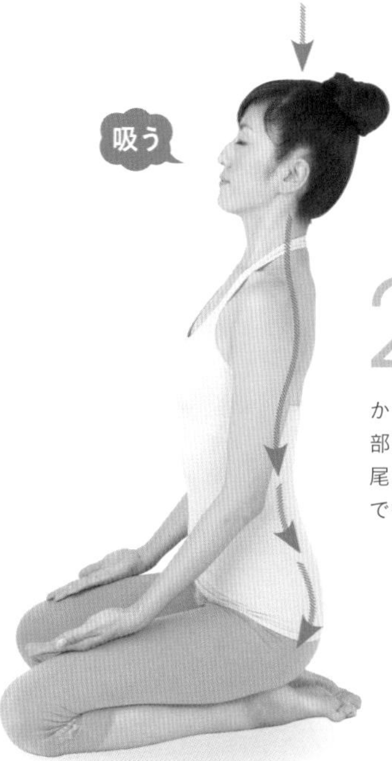

2 からだを少し後ろに傾ける

からだを少し後ろに傾けながら、頭頂部から息を吸い、背骨ひとつひとつに、尾骨まで、呼吸を入れていくイメージで行なう。

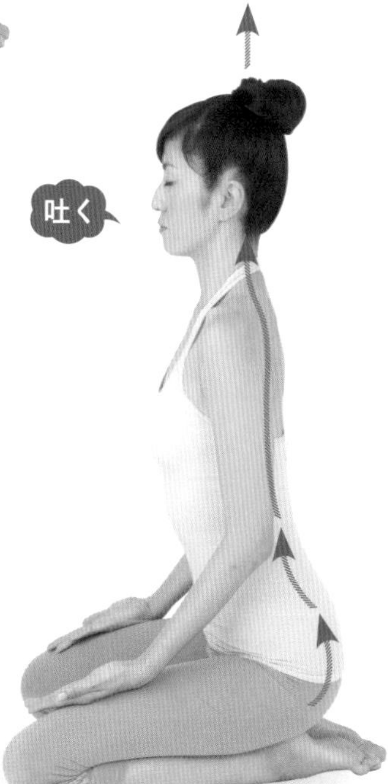

3 からだを少し前に傾ける

からだを少し前に傾けながら、尾骨から頭頂部に向けて、息を吐いていく。背骨への意識を高め、心が落ち着いたと感じるまで、2と3を繰り返す。

1～3分　繰り返す

頭痛

なぜ、頭痛になる?

腕の使い過ぎによって肩周りや背中の筋肉に疲れが溜まると首の筋肉が硬直。脳への血行不良が起こり、頭痛が生じる。

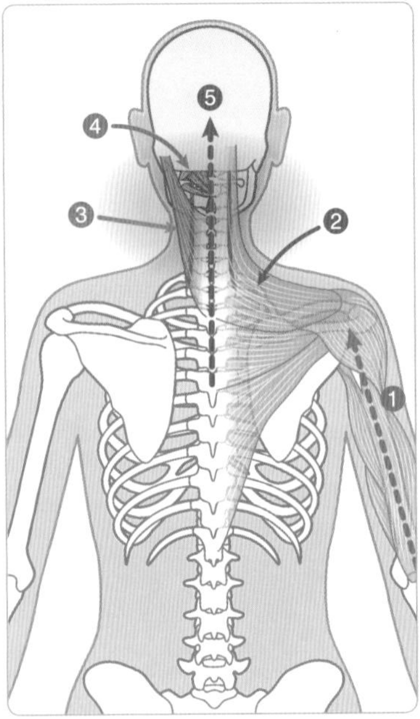

Step 1

腕の使い過ぎによる疲労が肩や背中へ波及

パソコンなどのデスクワークで指先を過度に使い過ぎると、❶指先から前腕、上腕、肩へと疲れが広がっていき、筋肉が硬直。そして、背中の上部を覆う❷僧帽筋などに疲れが溜まる。

Step 2

首の可動性が奪われ後頭部の筋肉が硬直する

肩周りや背中の筋肉に疲れが溜まった状態が続くと、首と後頭骨をつなぐ❸頭板状筋などが硬直。首の可動性が奪われ、今度は❹後頭直筋、上・下頭斜筋など、後頭部の深層にある筋肉が硬直を起こす。

Step 3

筋肉の硬直が血管を圧迫し脳への血行不良が起こる

後頭直筋、上・下頭斜筋の周辺は、頸椎動脈など、❺脳へとつながる大小いくつもの血管が集中しているところ。筋肉の硬直によって血管が圧迫されると、脳への血流が大きく妨げられ、頭痛が生じる。

頭痛 発症

肩甲骨周りや首筋の血流をよくして頭痛を緩和

上胸部三角点の体操

《104ページへ

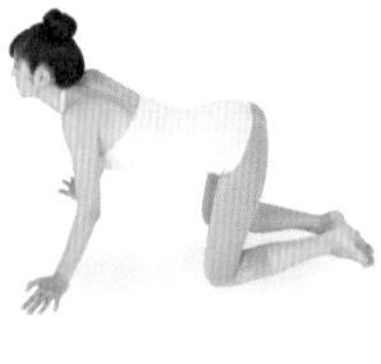

手足の冷え

なぜ、手足は冷える?

心臓への負担増と、肝機能の低下によって、血液の循環が悪化。
血液は体温も運んでいるため、手足まで熱が運べないという事態に。

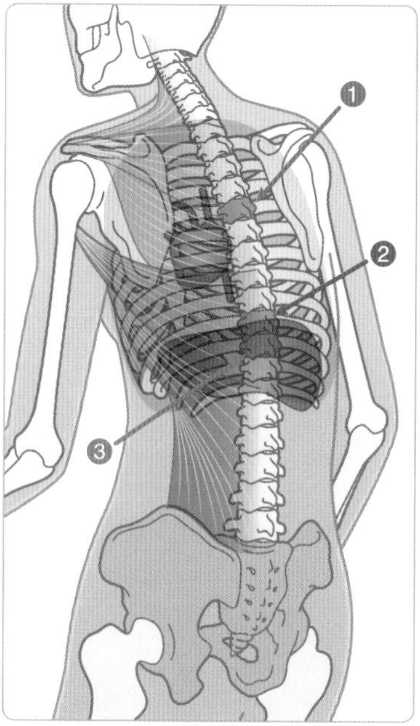

Step 1

背中の筋肉の硬直が背骨へと伝わる

腰が下がることで前屈姿勢となり、背中の筋肉が硬直、続いて背骨も硬直する。たとえば、❶胸椎４番が硬直すると心臓機能が低下、つまり血液の循環に影響が出る。肝臓と関係が深い❷胸椎９番が硬直すると、代謝、排泄、解毒、体液の恒常性に影響が出て体内の環境が悪くなる。

Step 2

胸郭が圧迫されて肋間が詰まり心臓に負担がかかる

また、前屈姿勢から胸郭が圧迫され、肋間が詰まると、心臓への負担が増え、いっそう血液の循環も悪くなる。

Step 3

血液循環が悪化し、手足まで熱が運べなくなる

また、胸椎９番の硬直が腎臓と関係が深い❸胸椎10番に波及。血液濾過のはたらきに影響を及ぼすため、血液循環も悪化し、手足の末梢血管まで酸素や栄養が運べなくなる。血液は熱交換を行ない、一定の体温に保つ役割があるので、全身にうまく循環されないと手足が冷えてしまう。

手足の冷え 発症

汗の排泄、血流をよくして手足の冷えを緩和

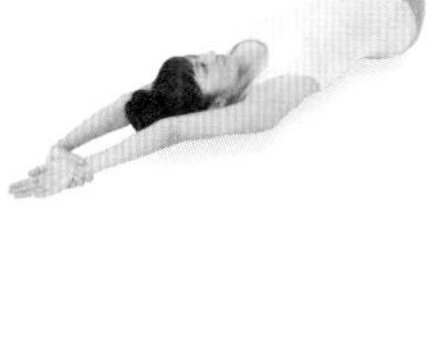

引っかけのC体操
《118ページへ

引っかけのC体操

からだをねじり、一点に絞った硬い肋骨に力を集めることで肋間の詰まりをゆるめる体操。汗の排泄や血流を改善する。

回数の目安 ▸▸▸ 左右1回ずつ

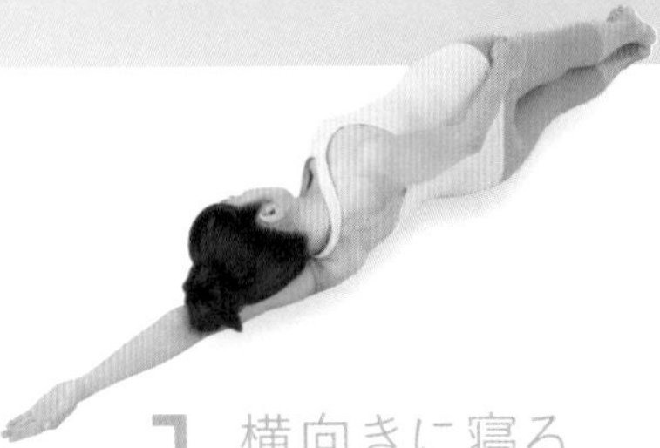

1 横向きに寝る

横向きに寝て、左手をまっすぐ頭のほうへ伸ばして頭にのせる。両足はそろえて軽く曲げる。

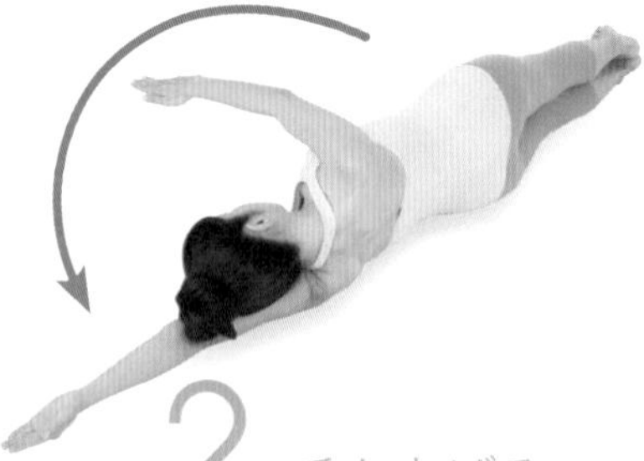

2 手を上げる

右手を、顔の前で弧を描くようにゆっくりと上げていく。できるだけ遠くで孤を描くようにする。

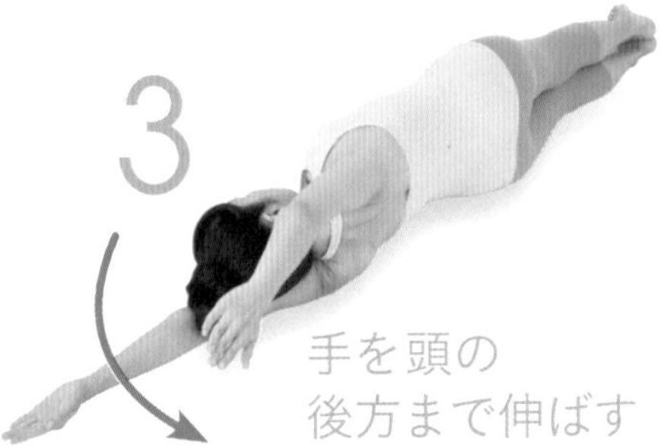

3 手を頭の後方まで伸ばす

続けてゆっくりと、右手を頭の後方まで伸ばす。引っかかりを感じたら止めて、肋骨が伸びているのを感じる。

POINT!!
動きのポイント

肋骨に的をしぼり、伸ばして持ち上げるイメージで行なう。上の腕は固定し、角度は変えない。

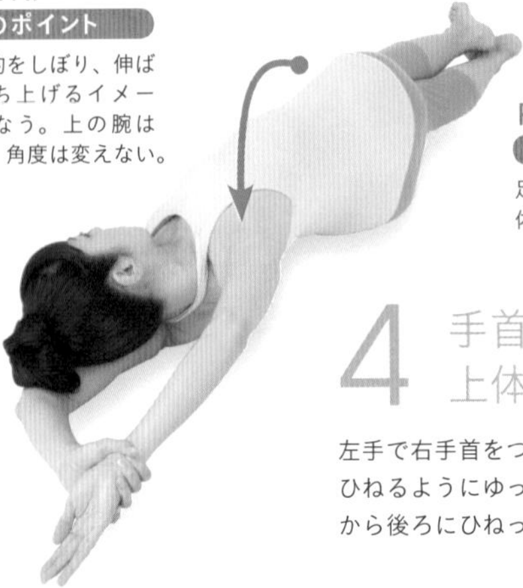

POINT!!
動きのポイント

足腰は動かさず、肋骨から上体をひねるようにして伸ばす。

4 手首をつかんで上体をひねる

左手で右手首をつかみ、上体を肩から後ろへひねるようにゆっくり倒し始める。上体を肩から後ろにひねって、肋骨を引き上げる。

5 肋骨を広げて上体を曲げる

両足のひざを伸ばしながら、腰を右側へすべらせる。同時に、上体も右側へ倒し、その重さを利用して肋骨を広げるように、上体を曲げていく。

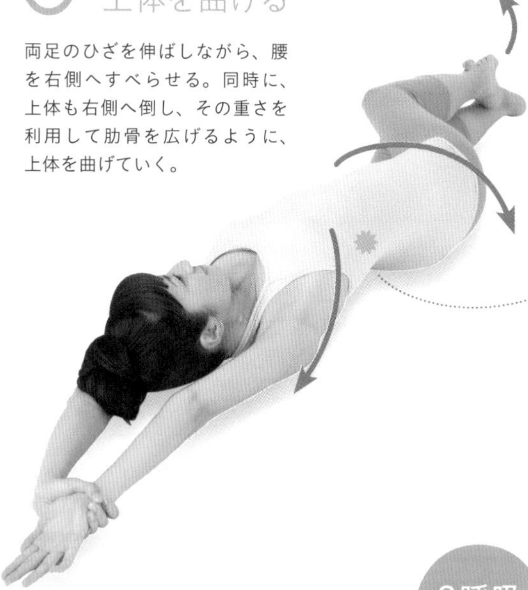

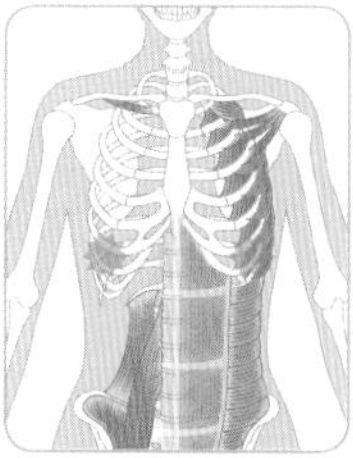

TARGET!!

意識するのはココ!

わきの肋間を意識。一点に絞った肋骨の力をゆるめないように。

3呼吸キープ

6 Cの字をつくってキープする

上体を曲げ、軽くCの字をつくる。肋間が伸びているのを感じながら、3呼吸の間キープする。力をゆるめて、反対側も同様に行なう。

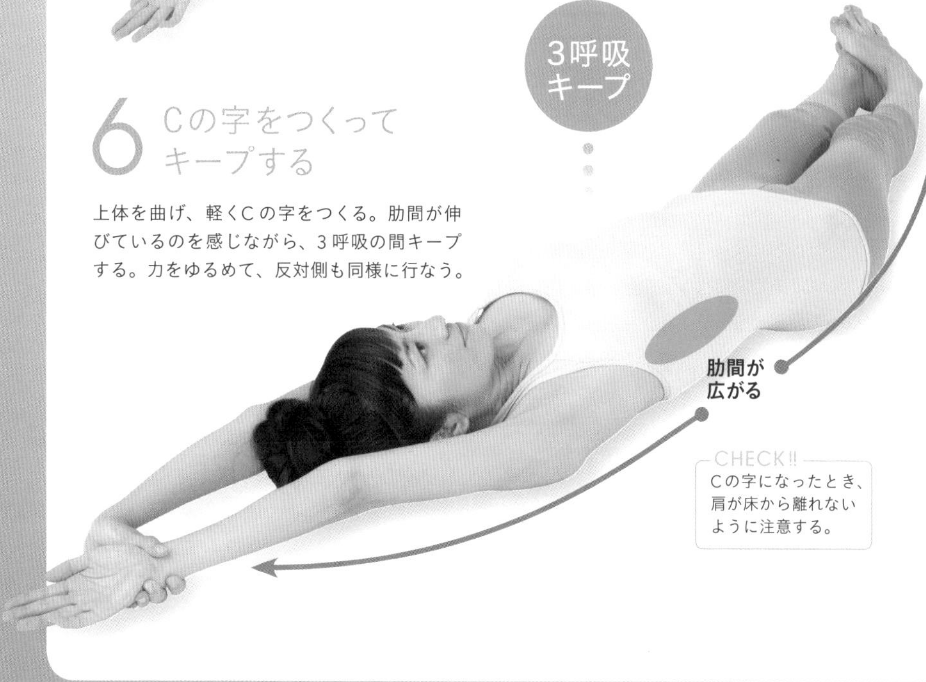

CHECK!!

Cの字になったとき、肩が床から離れないように注意する。

低体温症

なぜ、低体温症になる?

低体温症は、本来は体力が衰えたお年寄りに多い症状だが、近年は若い人の間でもよく見られる。問題は、汗がかけないこと。

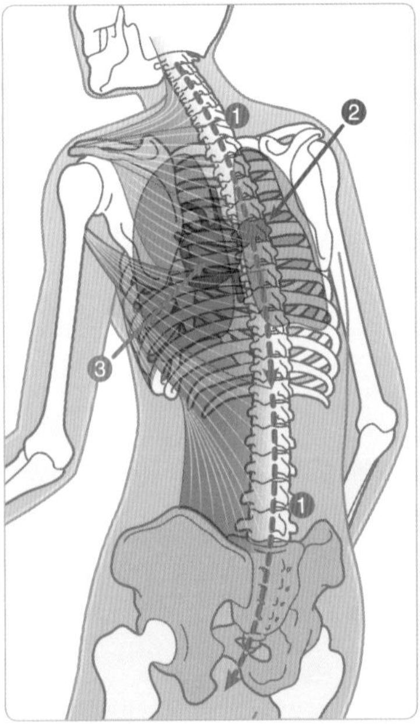

Step 1

腰が下がる姿勢が続くと背中の筋肉、背骨が硬直する

疲れやストレスが溜まってくると、❶背中は丸まり、腰は下がる。そうした体勢で仕事や作業を続けていると、背中の筋肉が硬直し、それが背骨へと伝わる。

Step 2

肺の機能が低下し自然に汗をかくことが困難に

汗と体温調節の機能に関係する❷胸椎5番が硬直すると、体温調整がむずかしくなり、自然な汗もかけなくなる。汗でからだの老廃物を排泄できず、新陳代謝が活発にできなくなる。

Step 3

肺への負担が増し、さらに体温調節がうまくいかなくなる

また、前屈姿勢によって胸郭が圧迫され、肋間と肋間筋が硬直し、呼吸が浅くなる。❸心臓への負担が重なることにより、血液の流れにも影響が出始める。血液の循環が悪くなると、熱交換がうまくいかなくなり、よけいに体温調節がうまくいかなくなって、低体温症になる。

低体温症 発症

体温調節と汗の排泄をよくして低体温症を改善

肋骨挙上体操
122ページへ

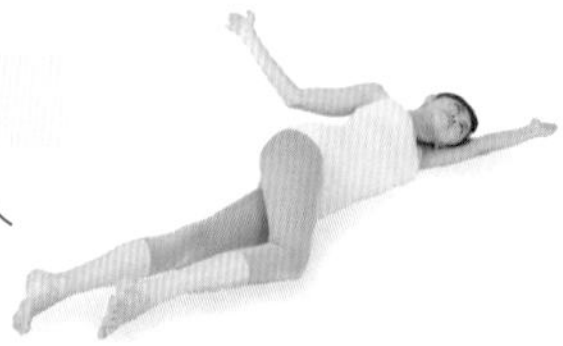

なぜ、頻尿になる?

**排尿の回数が多くなったり、尿が出にくくなったり。
そんな尿に関するトラブルにも、腰が下がった姿勢が関係している。**

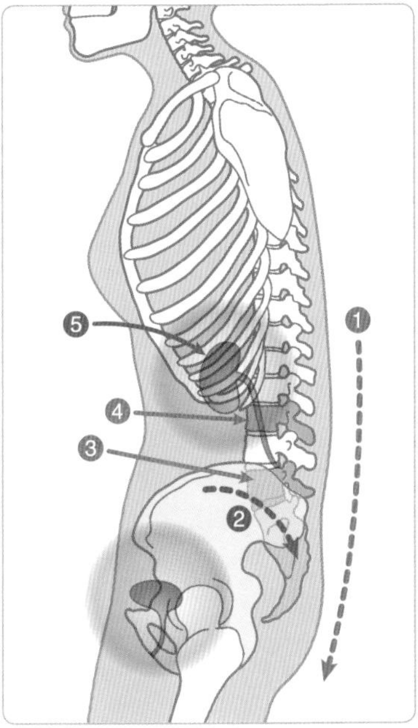

Step 1

筋肉の伸び縮みが悪くなり腰が下がる姿勢になる

年齢とともに筋肉の弾力性は失われていく。筋力で体重を支えきれなくなると、腰が下がった姿勢に。❶腰が下がると腰椎の湾曲が保てなくなり、腰椎の動きが悪くなる。❷骨盤も後ろに傾き、さらに体重が腰に集中して、腰に負担をかける。

Step 2

腰の硬直で排泄する機能が低下する

腰椎と周辺筋肉に大きな負荷が加わる。たとえば、❸腰椎5番は泌尿器系と関連が深く、硬直すると排尿に影響が出る。❹腰椎3番の動きが悪くなると❺腎臓のはたらきが低下し、尿をつくることができなくなり、結果、排泄に影響を及ぼす。

Step 3

背中の硬直は自律神経に影響を及ぼす

また、尿を一時期溜める膀胱は平滑筋と呼ばれており、この筋肉は自律神経でコントロールされている。背中の筋肉が硬直して背骨も硬直すると、自律神経にも影響が出て、尿のトラブルが生じる。

頻尿 発症

泌尿器系と関係がある腰椎5番を刺激して頻尿を改善

腰椎5番の体操

《124ページへ

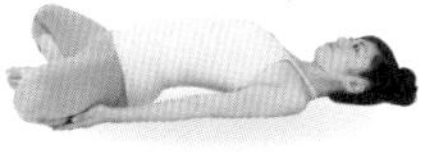

肋《ろっ》骨《こつ》挙《きょ》上《じょう》体操

腕の重みや角度を利用して
肋間を広げていく体操。
からだの内部の空間を調整し、
肺や心臓のはたらきをラクにする。

回数の目安 ▸▸▸ 左右1回ずつ

1 横向きに寝る

横向きに寝て、右手をまっすぐ頭のほうへ伸ばして頭にのせる。左足は伸ばし、右足はひざを曲げてひざ下を床に置く。

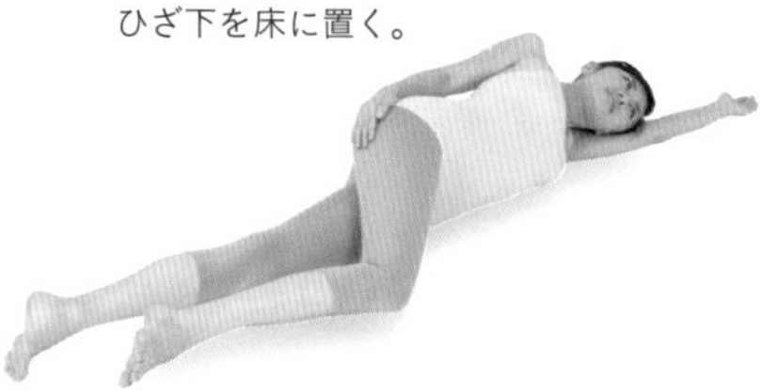

2 手を上げる

右手を、顔の前で半円を描くようにゆっくりと上げていく。できるだけ遠くで孤を描くようにする。

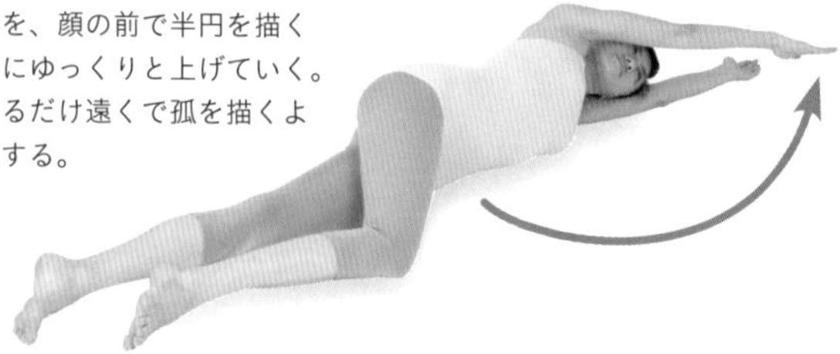

3 手を頭の後方まで伸ばす

続けてゆっくりと、肋骨をグーっと持ち上げるようにして、右手を頭の後方まで伸ばす。引っかかりを感じたら止めて、肋骨が伸びているのを感じる。

CHECK!!

腰のアーチが自然にできる。ここで確認。

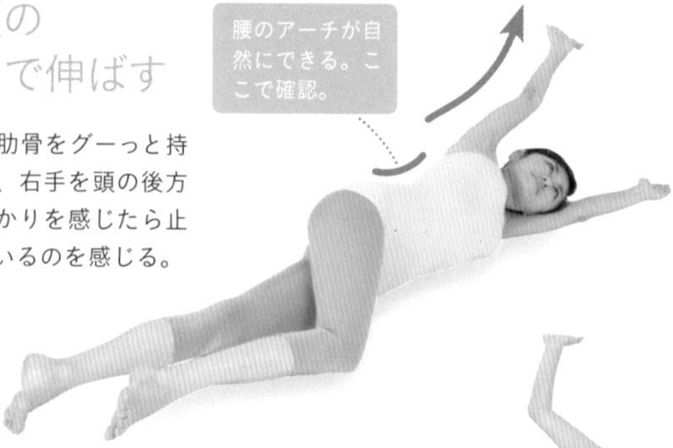

4 手のひらを外側に向けてひじを曲げる

手のひらを外側に向けながら、ひじを直角程度に曲げる。

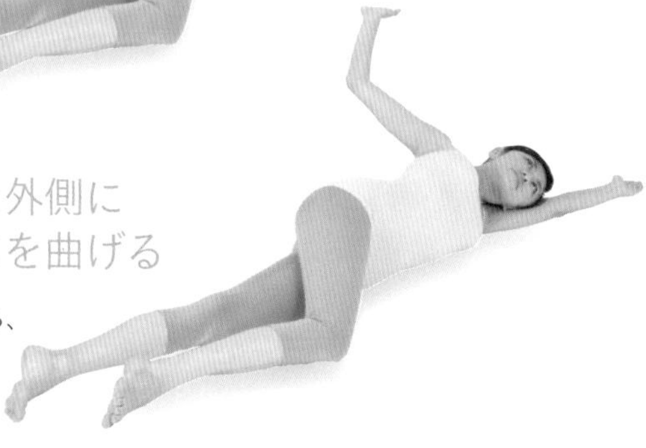

5 背中側に回すようにして腰方向へ動かす

そのまま、できるだけ背中側に回すようにして、ゆっくりと腰の方向へ動かす。このとき、肋骨は持ち上げたままで、肩甲骨周辺とわきから力が抜けないように注意しながら、腕だけを下ろすようにする。

上から見ると

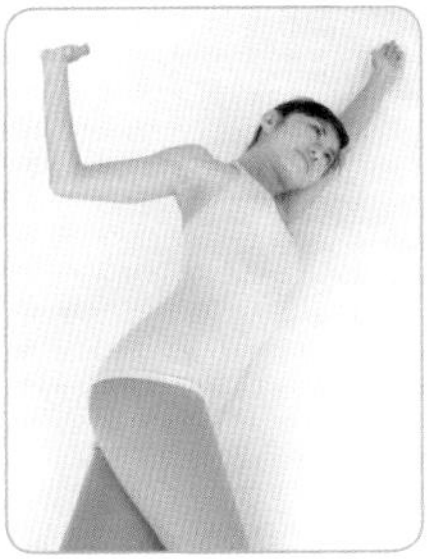

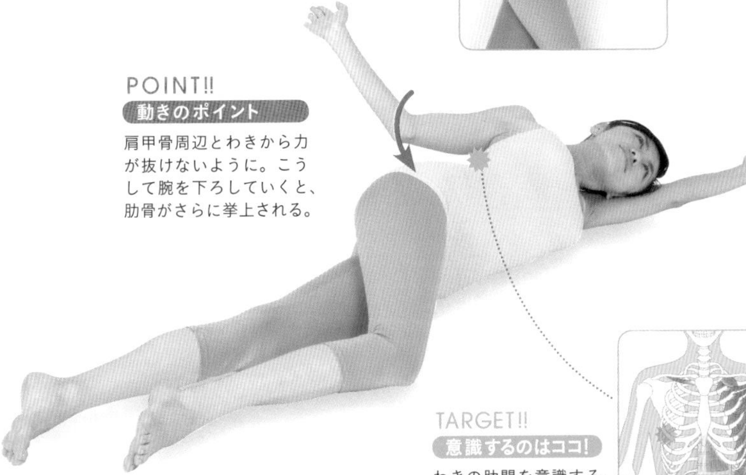

POINT!!

動きのポイント

肩甲骨周辺とわきから力が抜けないように。こうして腕を下ろしていくと、肋骨がさらに挙上される。

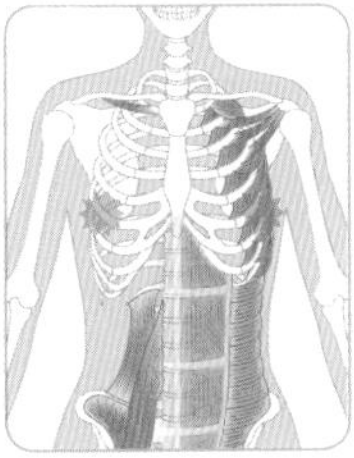

TARGET!!

意識するのはココ!

わきの肋間を意識する。前鋸筋などの筋肉の緊張をゆるめて肋間を広げていく。

6 手首を返して腕を下ろし力をゆるめる

ひじがからだについたら、手首を返しながら、腕を下ろす。力をゆるめて、反対側も同様に行なう。

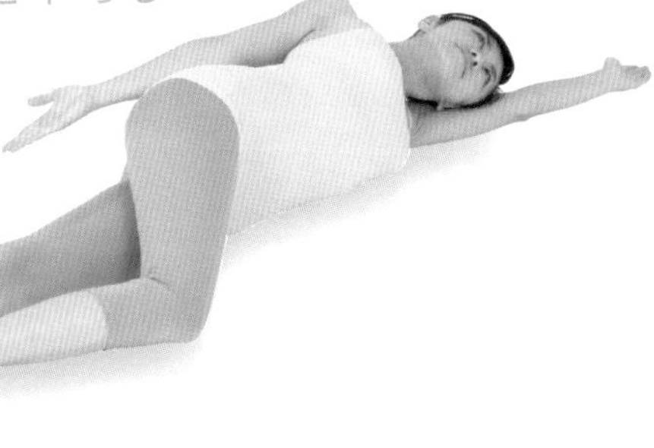

腰椎5番の体操

腰椎５番は泌尿器系との関係が深いポイント。腰椎５番に力を集める体操で、排尿に関係する問題、腎臓の機能を改善する。

回数の目安 ▶▶▶ 1回

1 あお向けに寝る

あお向けに寝る。脚は伸ばし、両手は伸ばしてからだの横に置く。

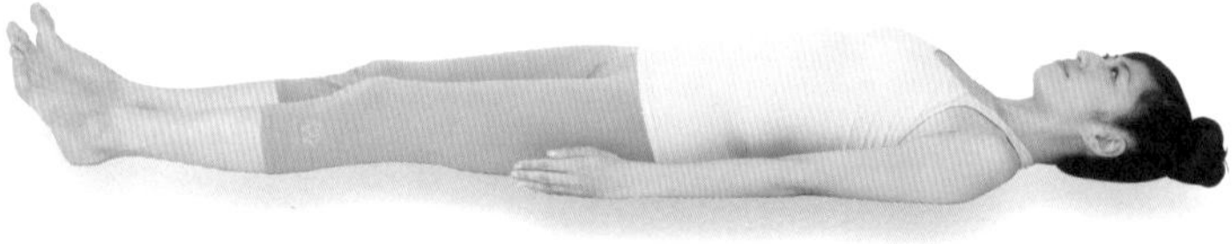

2 ひざを曲げてかかとをお尻の方向へ

左右の足をそろえてひざを曲げ、かかとを、できるだけお尻に近づける。

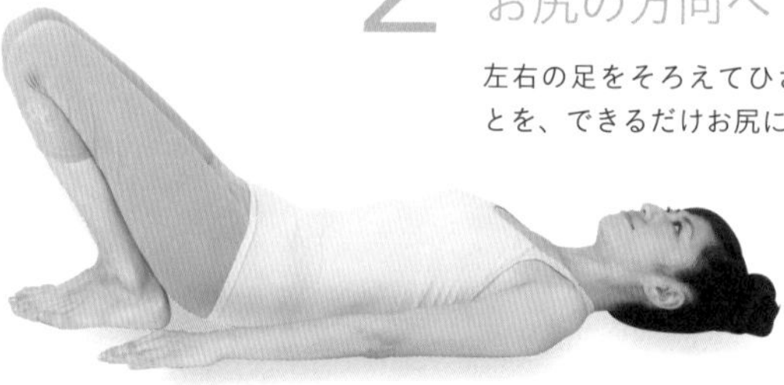

3 両ひざを開く

両ひざを開く。このとき、腰のアーチを維持し、意識を腰椎５番に向ける。

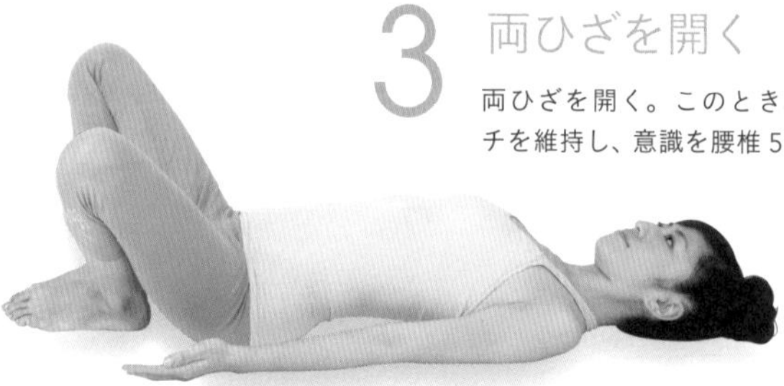

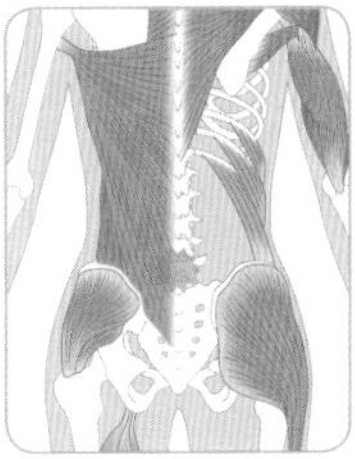

TARGET!!

意識するのはココ!

腰の下部にある腰椎5番を意識。腰椎5番は泌尿器系との関係が深いポイント。

4 足の裏をつけて腰に力を入れる

左右の足の裏を合わせて、かかとをお尻の方向へ引き、両ひざを大きく開く。そのままヒップアップさせるように腰に力を入れ、意識を腰椎5番に向ける。

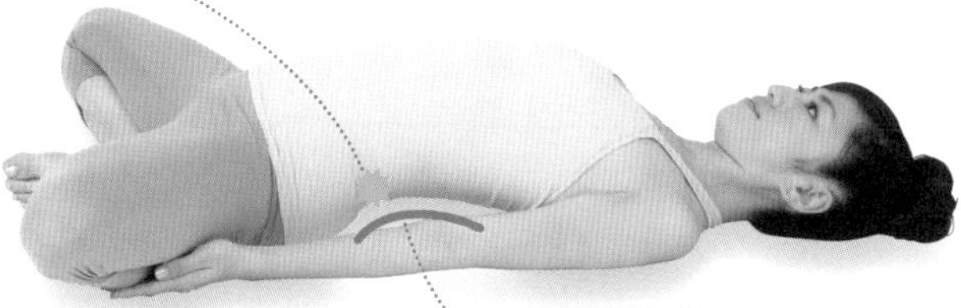

CHECK!!

腰にきれいなアーチができているか、ここで確認。

5 腰椎5番を軸にしてひざを動かす

腰椎5番を軸に、ひざを左右交互に、床と水平方向に動かす。ゆっくりと、ごく小さな動きでよい。左右交互に4～5回動かしたら、腰椎5番に集めた力を抜かずに、3呼吸の間キープし、力をゆるめる。

POINT!!

動きのポイント

腰を床へ倒そうという力を維持しながら、ひざを床と水平方向に、ゆっくりと小さく動かす。腰椎5番が軸、上半身は動かさない。

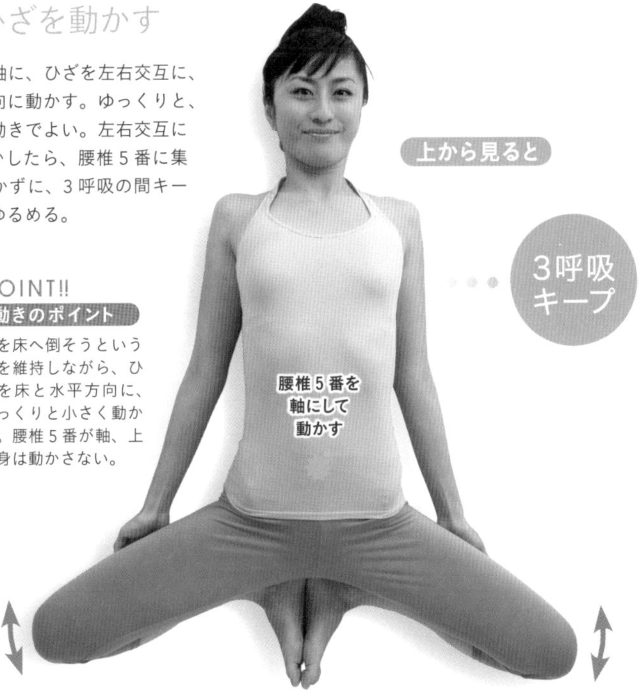
上から見ると
3呼吸キープ
腰椎5番を
軸にして
動かす

便秘

なぜ、便秘になる?

食べ過ぎで便秘が起こる場合も。胃の機能低下は、消化器系全体のぜん動を弱くするため、食べ物がスムーズに運ばれなくなる。

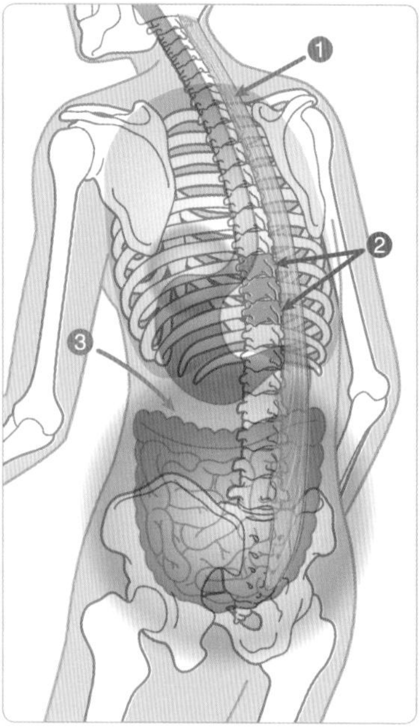

Step 1

肩を落とした姿勢が続き胸郭の前側が圧迫される

前屈姿勢では胸郭の前側が圧迫され、肋骨が下がる。からだを支えている❶脊柱起立筋も硬直し、背骨の動きが悪くなる。

Step 2

みぞおちに隙間がなくなり胃に負担がかかる

肋骨が下がると、季肋部（みぞおち）の隙間がなくなることで胃に負担がかかり、胃の機能が低下。また、消化器に関係する❷胸椎８番から10番が硬直すると、さらに胃のはたらきが悪化。胃が不調なときに食事をすると、消化されていない食べ物が腸へと送られる。

Step 3

胃の疲労が腸にも及び消化器全体のぜん動が鈍ってしまう

腸は胃の代わりに消化をするが、それにも限度があり、食べ物が腸にとどまる時間が長くなることで水分が過剰に吸収され、食べカスの硬化が始まる。それが続くと腸も疲労しきってしまい、❸ぜん動運動が鈍って、便秘になる。

便秘 発症

直腸の消化能力を取り戻して便秘を改善

直腸弾き

《128ページへ

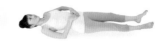

Health 08

痔

なぜ、痔になる?

高齢者や産後の女性だけでなく、長時間デスクワークをしている人も要注意。からだのねじれが原因で、痔になることが多々ある。

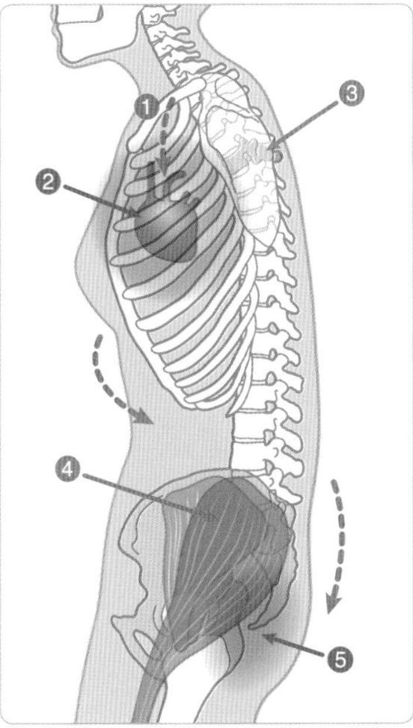

Step 1 腰が下がった姿勢でからだがねじれ心臓に負担がかかる

腰が下がった姿勢が続くと、からだのバランスがくずれる。そのバランスを保とうとして、からだのねじれが起こる。左肩がねじれつつ❶左側の肋骨が下がった場合、直接❷心臓を圧迫し、心臓のはたらきに負担がかかる。

Step 2 背中や腰の筋肉の硬直が骨盤の動きを悪くする

からだがねじれると肩甲骨が外に流れ、心臓に関連している❸胸椎4番の動きが悪くなり、ますます心臓のはたらきに負担がかかり、血液の流れに影響が出る。また、腰が下がると❹大殿筋、中殿筋、小殿筋なども硬直し、骨盤の動きが悪くなる。

Step 3 血流停滞と骨盤の可動性低下が肛門付近に影響を及ぼす

骨盤の動きが悪くなると、骨盤の底部にある筋肉の❺肛門挙筋や括約筋にも影響を及ぼす。こうした血液の循環の悪さ、排便時に機能する肛門付近の筋肉のはたらきが低下することによって、痔になる。

痔 発症

心臓への負担を減らして血行をよくし、痔を緩和

上胸部捻転体操

《130 ページへ

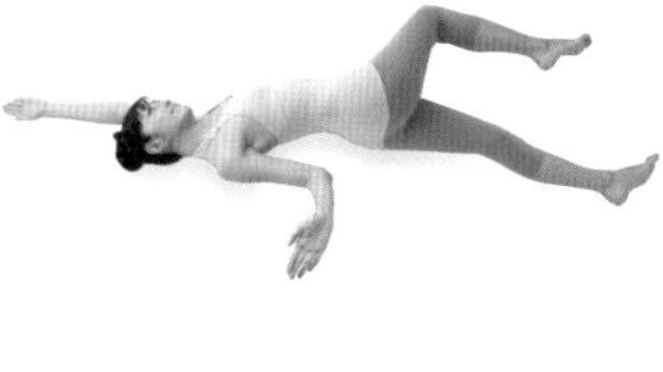

直腸弾き

腸のぜん動運動の鈍りが
便秘の原因に。あお向けに寝て
直腸を圧迫して排便を促し、
消化機能も高めていく。

回数の目安 ▸▸▸ 3～4回

1 あお向けに寝て 右手はおなかに

あお向けに寝て、両手両足は、自然に伸ばす。右手は指先をそろえて、おなかの左下にあてる。

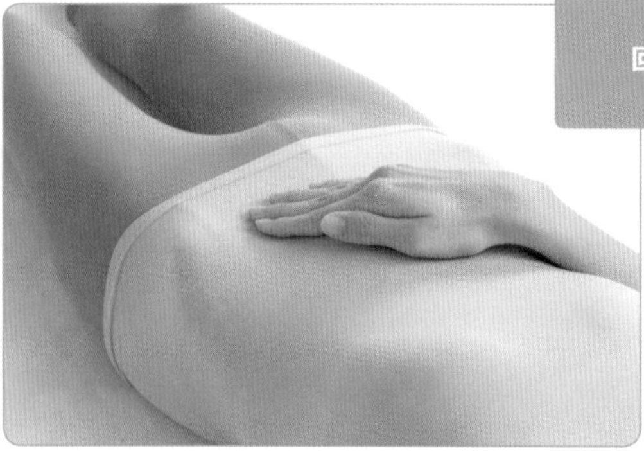

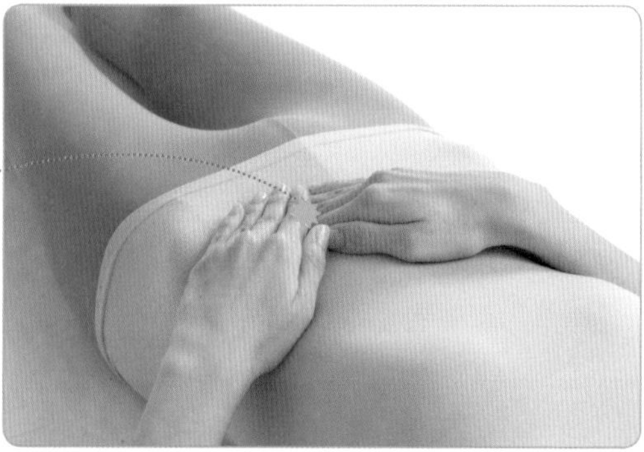

TARGET!!

意識するのはココ!

おなかの左下、斜めに手のひらをあてる。便は、おなかの左下で詰まりやすい。その硬くなった大腸のポイントを刺激していく。

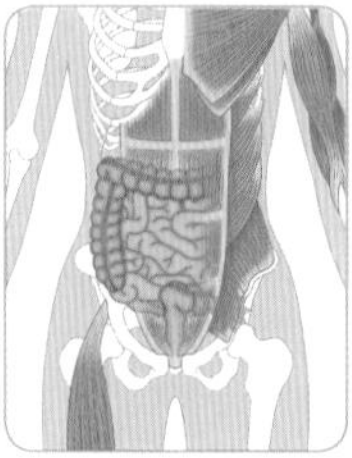

2 右手に左手を重ねる

右手の指先の上に、左手の指先を重ねる。指先を軽く押しながら、大腸の硬くなったポイントを確認する。

3 硬くなった大腸の的を捉える

指先を左下の骨盤の骨の内側に入れ込むようにして、硬くなった大腸のポイントを指先で捉える。捉えたら、指先に力を入れる。

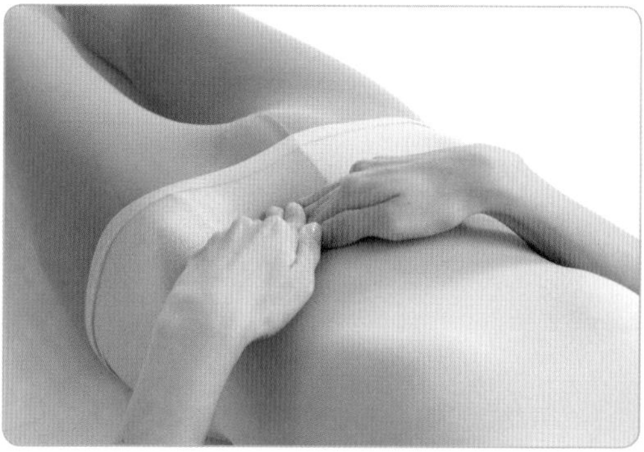

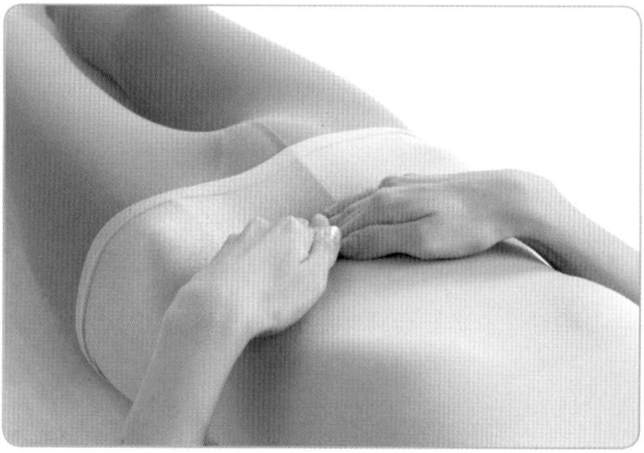

4 指先で捉えた硬いものを弾く

指先で捉えた硬いものを弾く。からだの外から内へ弾き、次は内から外へと弾く。それを3回ぐらい行なう。

足の方から見ると

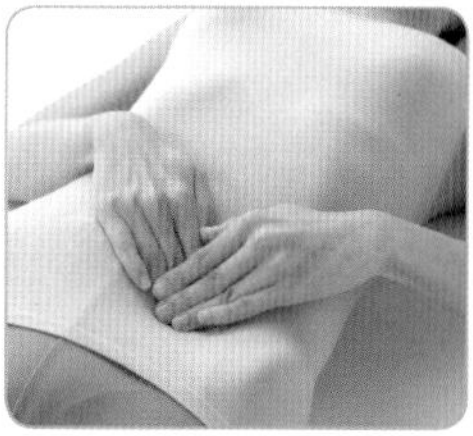

上《じょう》胸《きょう》部《ぶ》捻《ねん》転《てん》体操

手の動きと角度、ひねりを利用して
心肺機能に関係する胸椎3番4番を
刺激する体操。肋間をゆるめて
心臓への負担を減らす。

回数の目安 ▶▶▶ 左右1回ずつ

1 あお向けに寝て左腕を上げる

あお向けに寝る。肋骨を持ち上げるように左腕を、ひじを伸ばしたまま頭方向に上げる。

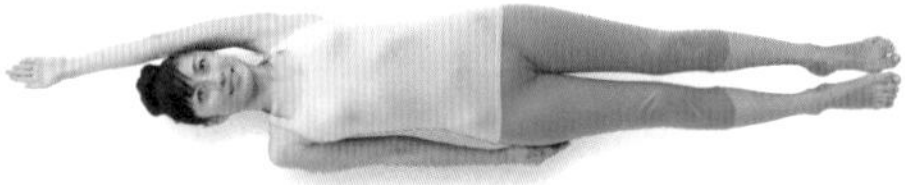

2 右ひざを曲げて外側に倒す

右ひざを直角程度に曲げて、からだの外側へ倒し、床につける。

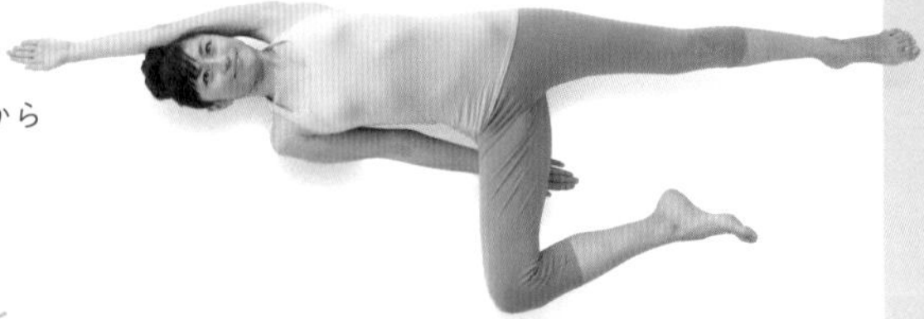

3 曲げたひざを逆側に倒す

ひざを曲げたまま、右脚をからだの正面に移動する。そのまま、ひざをからだの左側に倒し、床につけ、横寝になる。

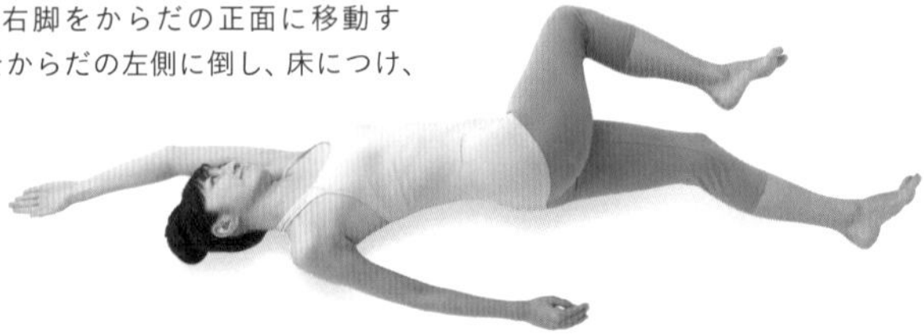

4 伸ばした右腕を頭方向へ上げていく

右腕を、からだの前で孤を描きながら、頭方向へ上げていく。

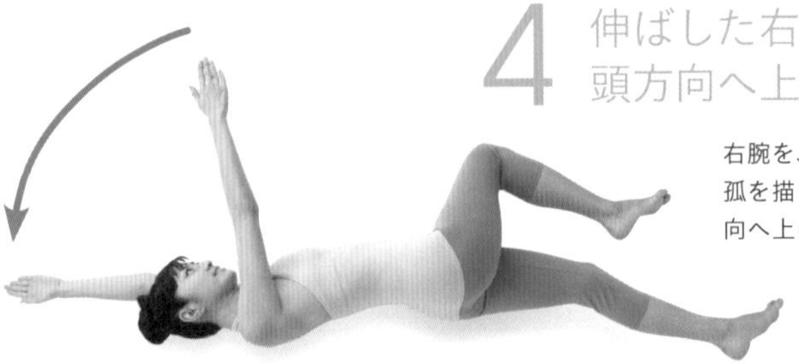

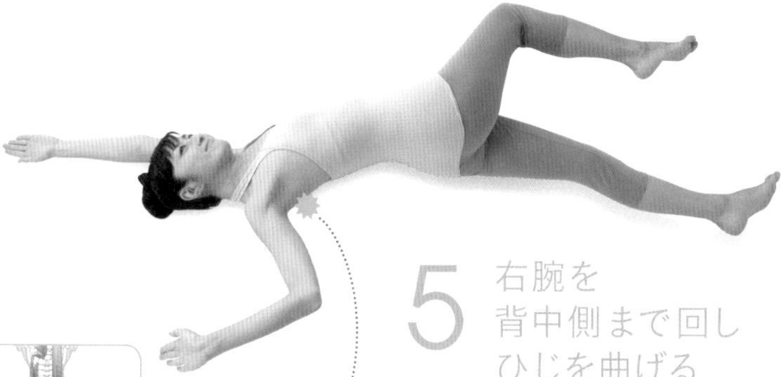

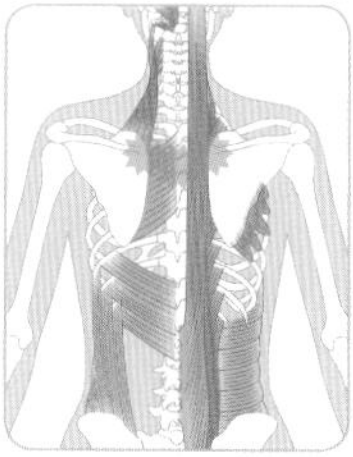

TARGET!!

意識するのはココ!

肩甲骨の上のほうを意識する。力を集めるポイントは、肩甲骨の上角から胸椎３番４番。

5 右腕を背中側まで回しひじを曲げる

頭まで伸ばした右腕のひじを曲げながら、背中側に下ろして、軽く肩甲骨を内に入れる。内に入れながらひじを絞るように、小さく回転させ、肩甲骨の上角に力を集める。このとき、ひじを無理に曲げると首や肩に力が入るので注意。

POINT!!

動きのポイント

右手のひらは外側に向ける。腕、ひじ、手首を固定して、上側の足を引っ張って、さらに肩甲骨の上角から胸椎３番４番に力を集めていこう。

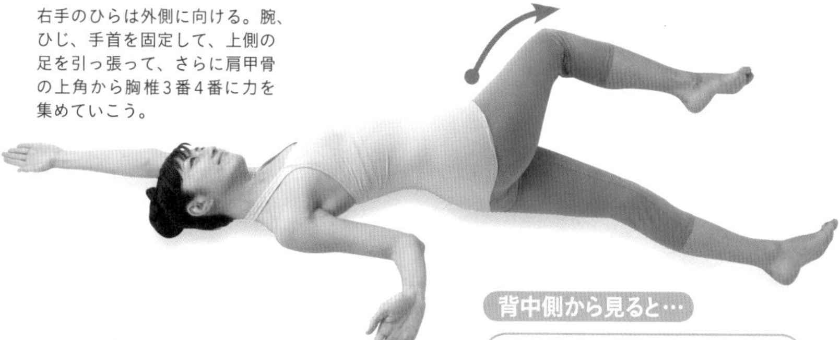

6 右足を下に引っ張り、さらに上角に力を集める

肩甲骨の上角に力が集まったら、右足を下に引っ張り、さらに上角に力を集める。十分に力を集めたら、腕を下ろして力をゆるめる。反対側も同様に行なう。

背中側から見ると…

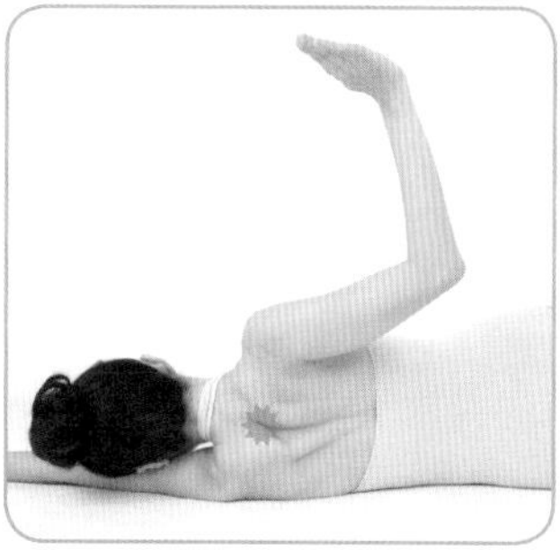

肩こり①

なぜ、肩がこる?

さまざまな要因で引き起こされる、肩こり。もっとも多いのは
腕から肩へと疲労が伝わっていく、このプロセスだ。

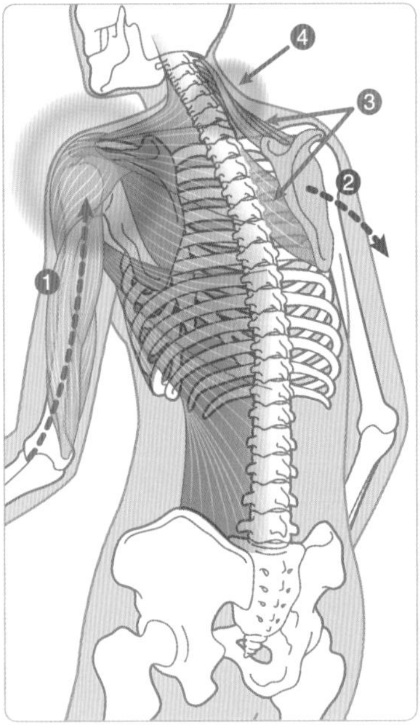

Step 1 手先の疲れが前腕、上腕へ伝わり、腕全体の筋肉が疲労

パソコンや細かい手作業では、手を繊細に動かす。手の筋肉は小さいものが多く、それが連携して動くため、長時間の作業で硬直しやすく、一度硬直すると非常に疲れやすい。そして、その手指の疲れは❶前腕、上腕へと伝わり、やがて腕全体へと疲労が蓄積する。

Step 2 肩周辺の筋肉が疲労し肩甲骨が外側に流れ始める

そうした作業では、前屈姿勢になりやすい。背中側の僧帽筋や脊柱起立筋が緊張し始め、その状態が続くと、緊張を抜こうとして、肩を持ち上げるようになる。すると、肩甲骨が正常な位置に維持できなくなり、❷肩甲骨が外側に流れ始める。

Step 3 肩甲骨に付着する肩の筋肉の硬直が慢性化

肩甲骨が外に流れると、肩甲骨を中心に寄せるための筋肉である❸肩甲挙筋や菱形筋が硬直。動きが制限されると、さらに❹肩の上部が緊張して、肩こりになる。

肩こり 発症

肩甲骨周りの筋肉をゆるめて肩こりを解消

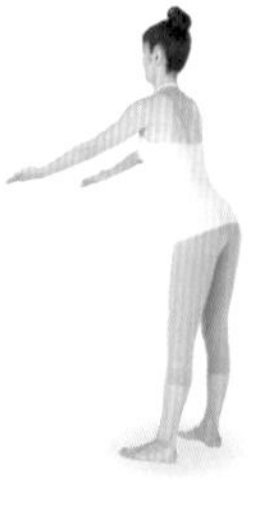

椎骨体操

《134ページへ

Health 10

肩こり②

なぜ、肩がこる?

肩こりにはさまざまな原因があるが、食べ過ぎもそのひとつ。
僧帽筋が下に引っ張られて、肩の筋肉を硬直させる。

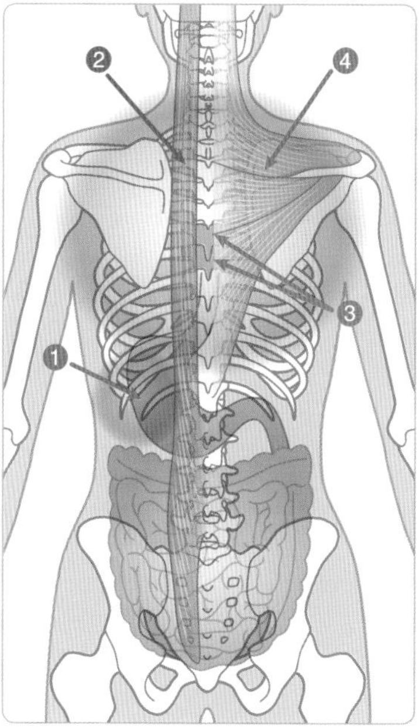

Step 1 食べ過ぎで消化不良を起こし胃の機能が低下する

食欲がないというのは、胃が休養をとりたいというからだからのサイン。無理に食事をとると、胃に負担がかかり、正常な消化活動ができなくなる。その影響で❶胃の周辺の肋間が張り出したようになり、背中側の❷脊柱起立筋が硬直する。

Step 2 胃の周囲の筋肉が硬直しからだは徐々に前屈姿勢へ

胃からの異常信号は、神経を経由して胃に関連する❸胸椎6番7番に伝わり、硬直し始める。そして、張り出した肋骨は硬直して下がり、硬直した脊柱起立筋はからだを支えきれなくなる。また、胸椎6番7番も硬直するので肩甲骨も外側に流れ、からだは徐々に前屈姿勢になる。

Step 3 背中側の血流がとどこおり肩の筋肉が硬直する

前屈姿勢になったからだは、肩上部の❹僧帽筋周辺を緊張させ、なんとかバランスを保とうとする。その状態が続くと血流が悪くなり、肩こりとなる。

肩こり 発症

消化器に関係する筋肉をゆるめて肩こりを解消

複合体操

《136 ページへ

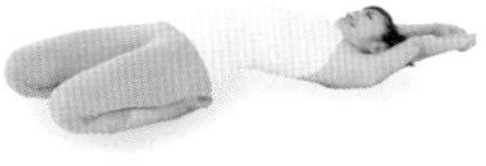

椎《つい》骨《こつ》体操

腰を一定の位置で固定し、
肩周辺の筋肉に
アプローチする体操。
つらい肩こりの解消に効果的。

回数の目安 ▸▸▸ 1回

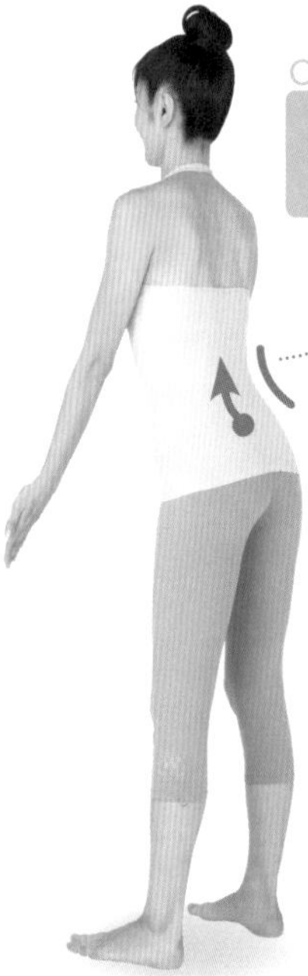

CHECK!!

腰のアーチを意識した姿勢から動作を開始。

1

手のひらを正面に向け お尻を突き出す

両足は、腰幅に開いて立つ。ひざを伸ばしたまま、お尻を少し後ろに突き出す。両腕は伸ばしたまま、手のひらを正面に向ける。

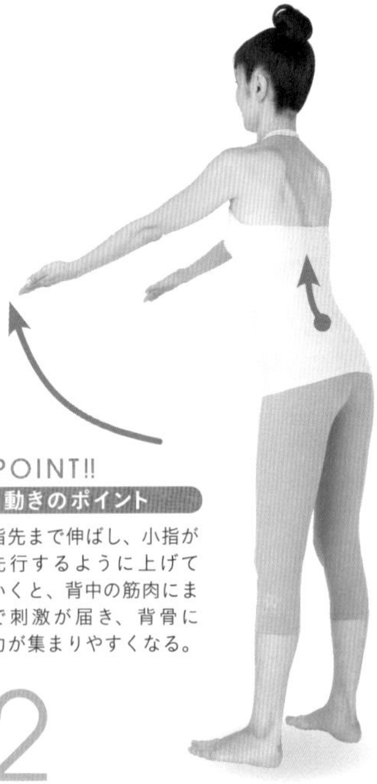

POINT!!

動きのポイント

指先まで伸ばし、小指が先行するように上げていくと、背中の筋肉にまで刺激が届き、背骨に力が集まりやすくなる。

2

腕を背骨が引っかかる ところまで上げる

からだは動かさず、小指が先行するようにして、両腕を上げていく。腰椎から意識して上げていくと、負担のかかっている背骨にきたところで、腕が上がりづらくなる。その背骨を見極める。

これはNG

腕が簡単に上がってしまうのは、腰のアーチができていない証拠。お尻を突き出した姿勢はくずさないように。

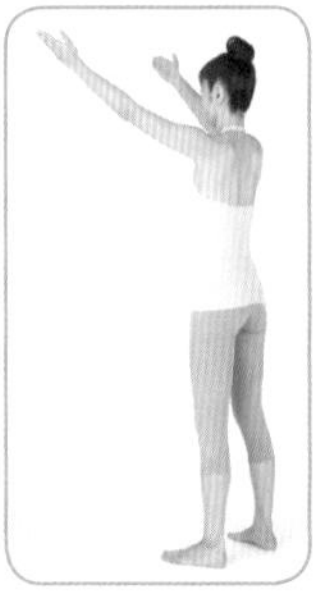

3 腕を左右交互に小さく指先方向へ伸ばす

姿勢はそのままで、腕を左右交互に、ゆっくり小さく指先方向へ伸ばす。左右の腕を交互に2～3回動かしたあと、力をゆるめる。

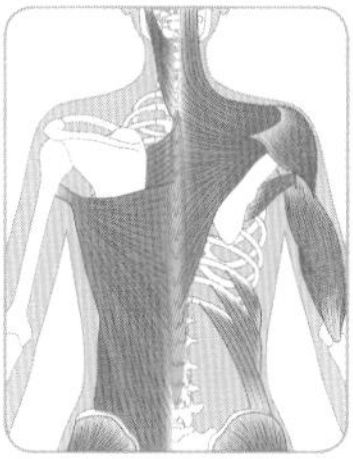

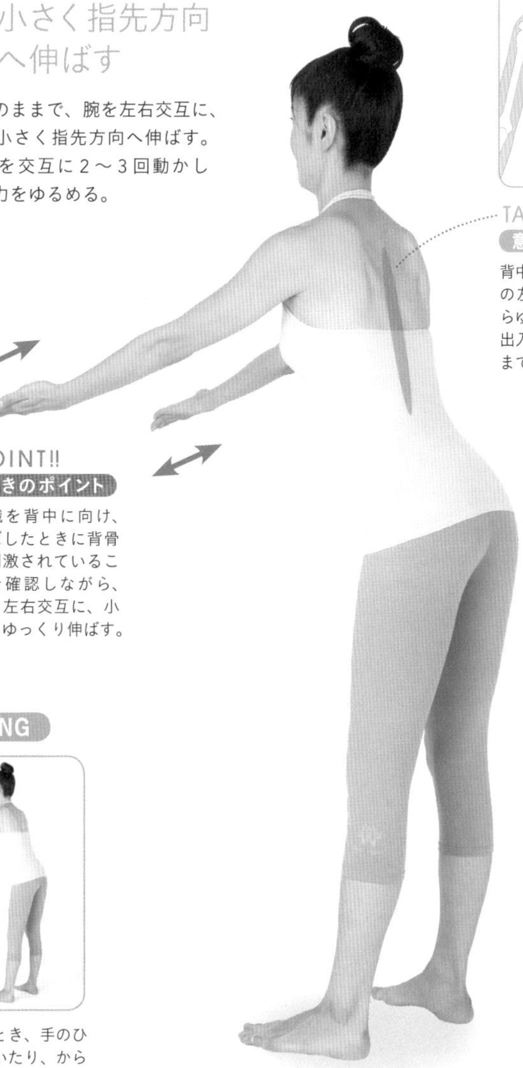

TARGET!!
意識するのはココ!

背中を意識。背中の筋肉の左右差を調整しながらゆるめていき、神経が出入りする背骨の椎骨にまで、刺激を入れていく。

POINT!!
動きのポイント

意識を背中に向け、伸ばしたときに背骨が刺激されていることを確認しながら、腕を左右交互に、小さくゆっくり伸ばす。

これはNG

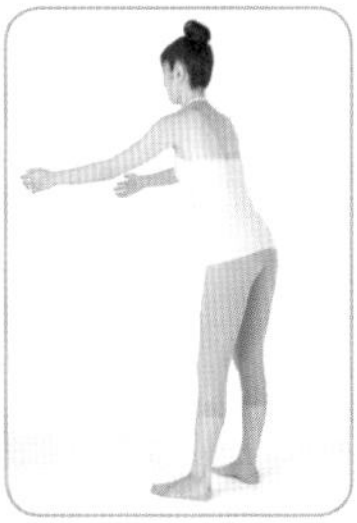

腕を動かすとき、手のひらが横に向いたり、からだをひねったりしてしまうと、背中に力が集まらない。腰の力を抜かずに腕を動かそう。

複合体操

食べ過ぎによる
太ももの硬直をゆるめ、
わきを伸ばすことで
リンパ液を流して代謝を促し、
消化器系を改善する。

回数の目安 ▶▶▶ 左右１回ずつ

1 正座になり姿勢を正す

正座になる。つらければ両ひざを少し開いてよいが、両足の親指は合わせておく。

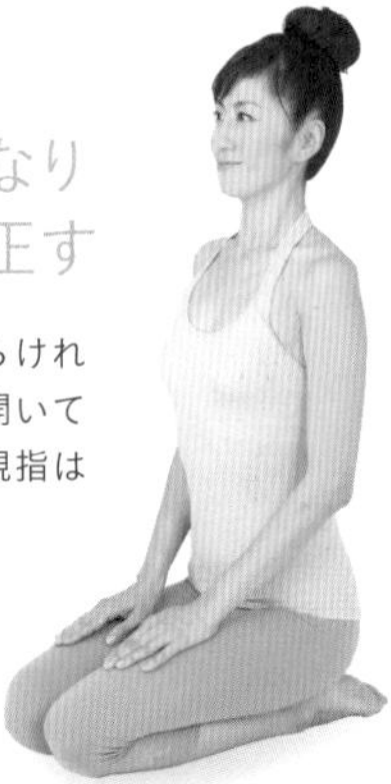

2 手を床につき、ゆっくりと後ろへ倒れていく

手を床につき、からだを支えながら、ゆっくりと後ろに倒れていく。

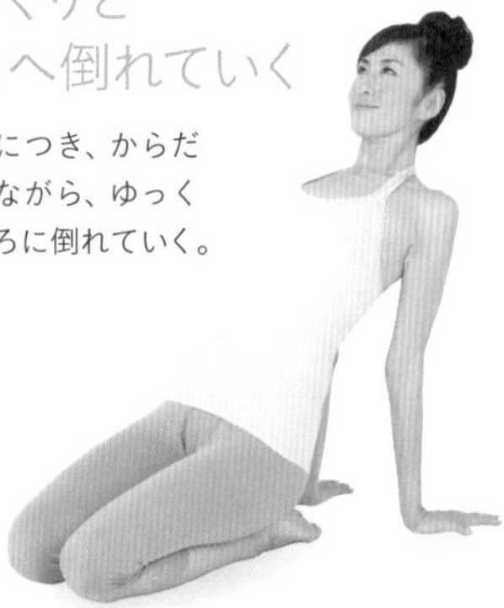

3 上半身を床につける

上半身を床につけ、両腕はからだの横に伸ばす。

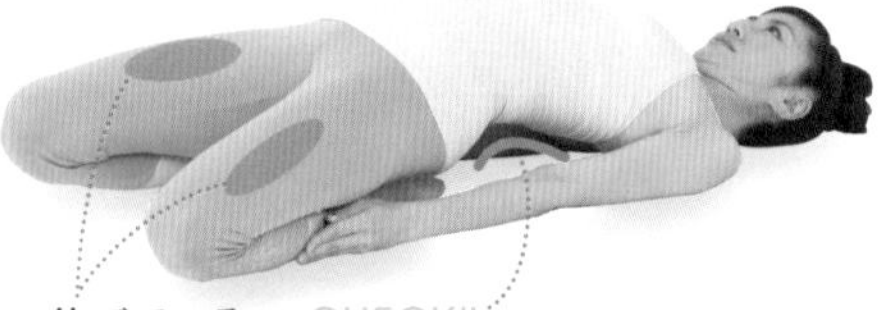

伸びている

CHECK!!
倒れると自然にアーチができるので、ここで確認。太ももの前面が伸びた状態で、体操を続ける。

4 手を組んでひじを伸ばし、頭方向へ上げていく

右手で左の手首をつかみ、胸の前で両手のひじを伸ばす。そこからゆっくりと頭方向へ上げていく。

CHECK!!
肋骨をグーっと持ち上げるようなイメージで両腕を上げていく。

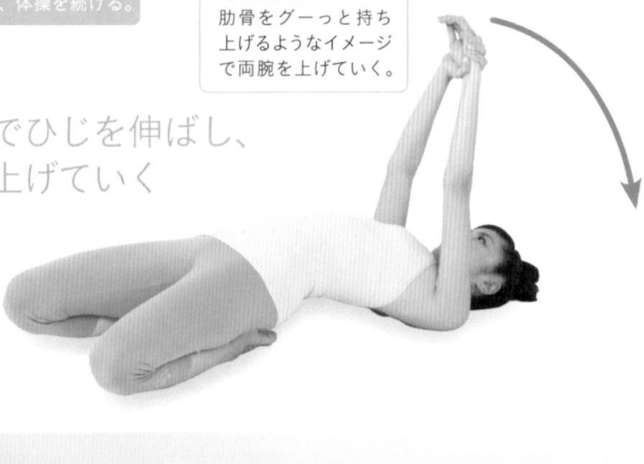

5 頭の真上まで両手を上げる

両腕を頭上まで上げる。両腕ができるだけ耳につくようにし、そこからさらに上方へ腕を伸ばす。

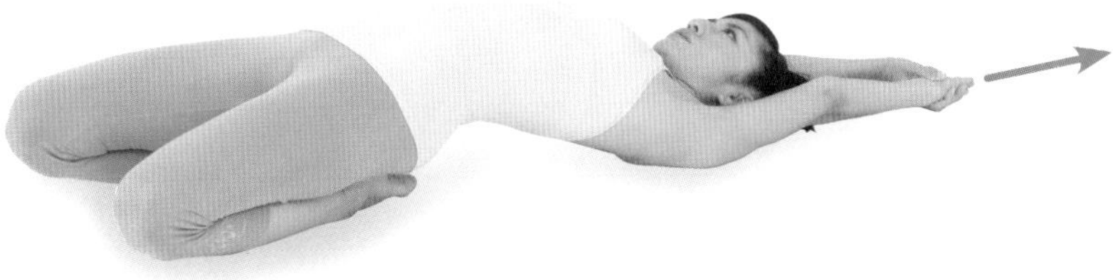

6 からだを少し傾けてわきの肋間を伸ばす

3呼吸キープ

上体を少し右に傾けながら、右手で左腕を引っ張るようにして、わきの肋間を伸ばす。このとき、わき腹ではなく、わきの下の肋間を伸ばすようにする。3呼吸の間キープして、力をゆるめる。反対側も、手を組みかえて、同様に行なう。

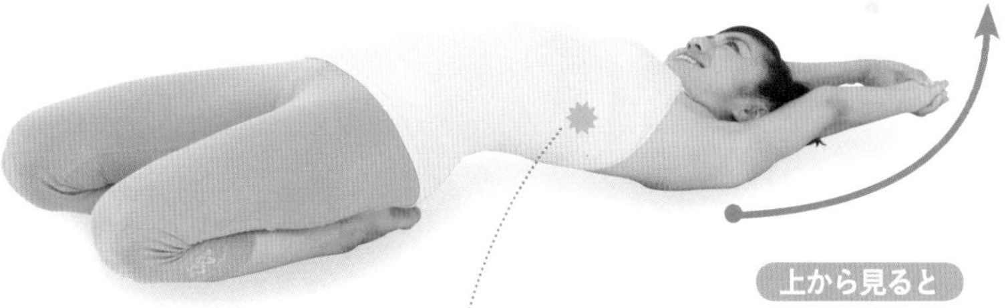

上から見ると

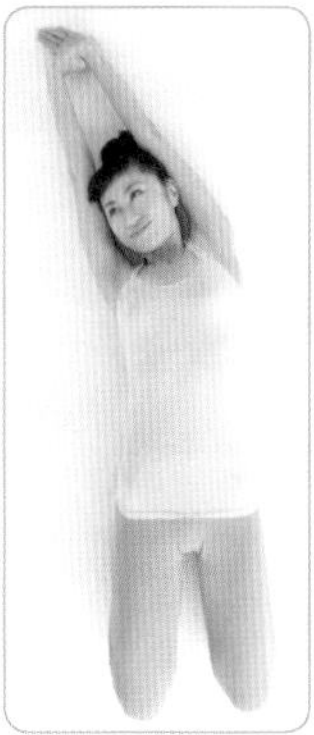

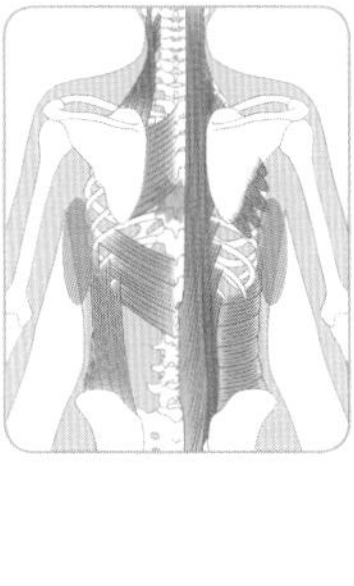

TARGET!!

意識するのはココ!

わきの肋間を意識して、伸ばす。

腱しょう炎

なぜ、腱しょう炎になる?

日々、腕を酷使している女性に多く見られる腱しょう炎。
肩甲骨の動きが悪くなると、ひじや手首に症状が現れる。

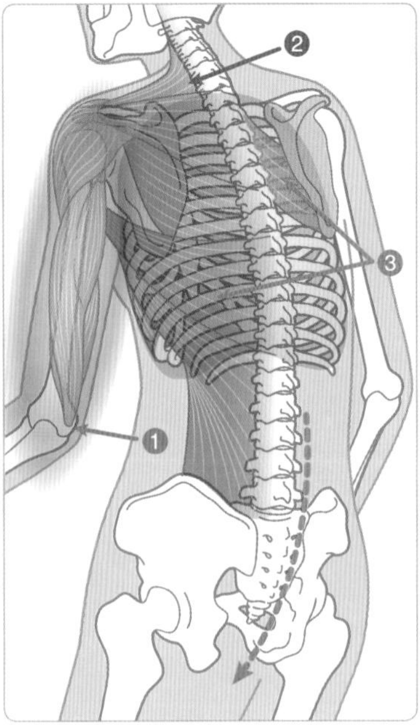

Step 1

指、手首、上腕の筋肉だけしか動かしていないと負担が大きい

腰が下がった前屈姿勢でパソコンを行なう人、子どもを抱っこするお母さんは、指、手首、上腕の筋肉だけしか動かしていないため、それらの筋肉に必要以上の負担をかけている。次第に指、❶手首、ひじの関節に疲労が溜まり、痛みが生じる。

Step 2

前屈姿勢では肩はこわばり呼吸も浅くなって関節の痛みが悪化

前屈姿勢でのパソコン作業などでは、肩上部の❷僧帽筋が緊張し、ひじ、手首、指へと伝わる。同時に、胸郭は下がり、呼吸が浅くなって能率が悪くなり、また各関節に負担がかかって、痛みが出てくる。

Step 3

腰が下がった姿勢では、赤ちゃんを引き寄せることはできない

前屈姿勢で子どもを抱っこした場合は、その重さを腰で支えられない。肩甲骨を中心に集める❸菱形筋、広背筋も硬直してはたらかないため、子どもを自分のからだのほうへ引き寄せることもできず、ますます各関節に負担がかかり、痛みが出る。

腱しょう炎 **発症**

肩甲骨の位置を元の位置に戻して腱しょう炎を緩和

ひじと下角の体操

140ページへ

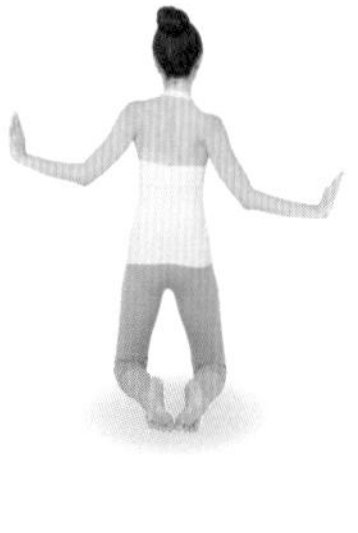

腰痛

なぜ、腰痛になる?

すべての始まりは腰の疲労から。腰が下がる負の姿勢が腰椎の動きを悪くし、周辺の筋肉を硬直させ、腰に痛みが出てくる。

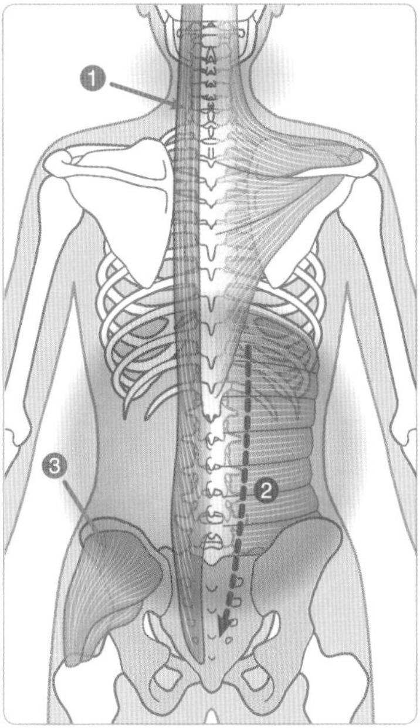

Step 1

腰が疲れることで腰が下がる負の姿勢になる

立ち仕事などでつねに腰に負担をかけていると周辺筋肉が硬直、❶脊柱起立筋にも負担がかかり、腰そのものが「重い」と感じるようになる。そして腰の下がりのバランスをとるために、あごが突き出てひざが前に出るような前屈姿勢になる。

Step 2

腰椎の湾曲が保てなくなり股関節などの動きも悪くなる

腰が下がると、❷腰椎のカーブがなくなり、体重を腰以外の股関節、ひざ、足首などで支えるようになる。股関節に重さがかかると股関節本来の動きができず、関連する中殿筋などが硬直し始める。

Step 3

骨盤が支えきれなくなりいっそう腰の痛みが増す

❸中殿筋が硬直すると、関連する骨盤が安定しなくなり、さらに腰が下がる。骨盤が安定せず、5つの腰椎もはたらかないことで、脊柱起立筋にもますます負担がかかり、腰痛がひどくなる。

腰痛 発症

腰椎の動きをよくして姿勢を整え、腰痛を緩和

ひざを抱えて
左右に倒す体操

《144ページへ

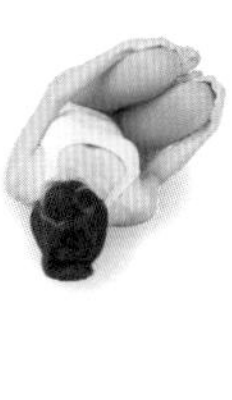

＋

ひざを抱えて
腰をゆるめる体操

《142ページへ

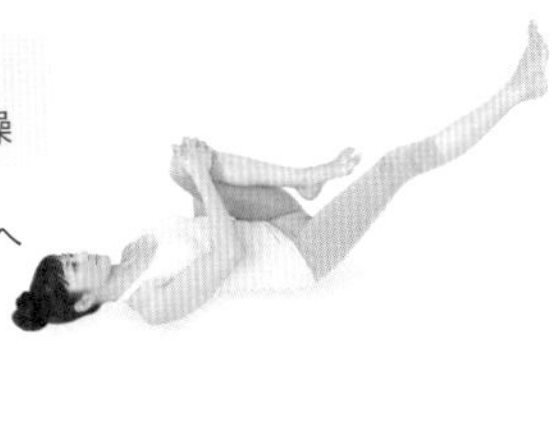

ひじと下《か》角《かく》の体操

腕の疲労で外側に引っ張られている肩甲骨を、元の正しい位置に戻す体操。肋間が広がるため、呼吸器系にも効果がある。

回数の目安 ▸▸▸ 1〜2回

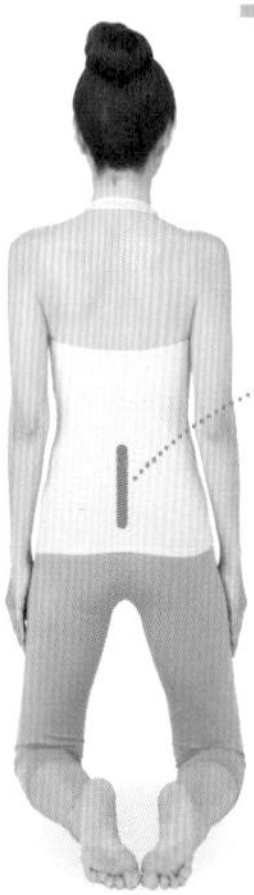

1 ひざ立ちになる

両ひざで立つ。ひざは腰幅に広げ、両足の親指は合わせる。

CHECK!!
腰のアーチを意識した姿勢から動作を開始。

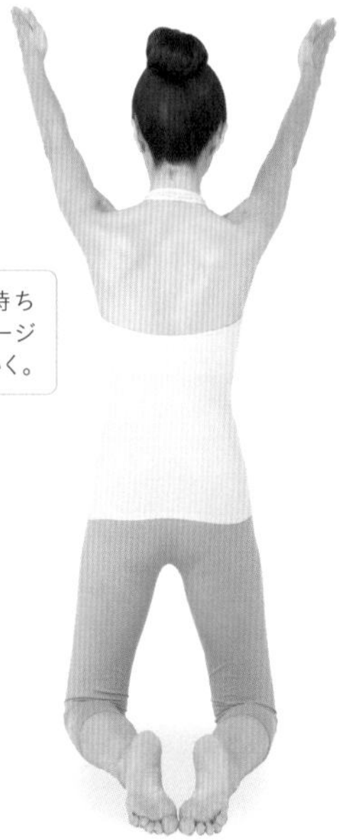

2 伸ばした両腕を頭上に上げる

からだの横でひじを伸ばし、そのまま両腕を頭上まで、ゆっくりと上げる。

CHECK!!
肋骨をグーっと持ち上げるようなイメージで両腕を上げていく。

3 手のひらを外側に向けて開く

頭上まできたら、肩甲骨を背中の中心に寄せるようにしながら、手のひらを外側に向け、両手を左右に開きながらひじを曲げる。

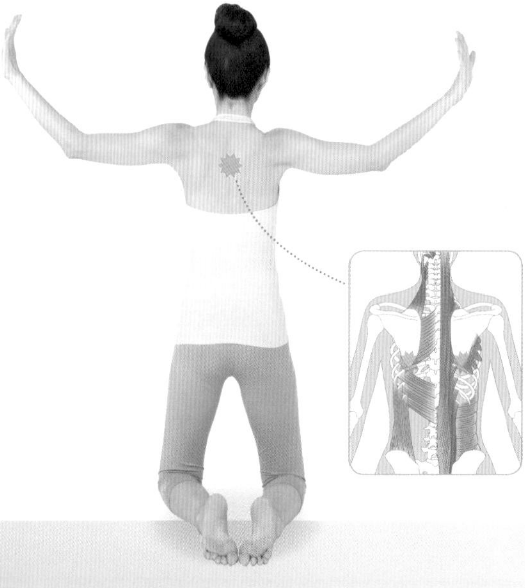

TARGET!!
意識するのはココ!
肩甲骨の下角を意識する。肩甲骨下部の尖ったところを、肩甲骨の「下角」という。

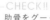

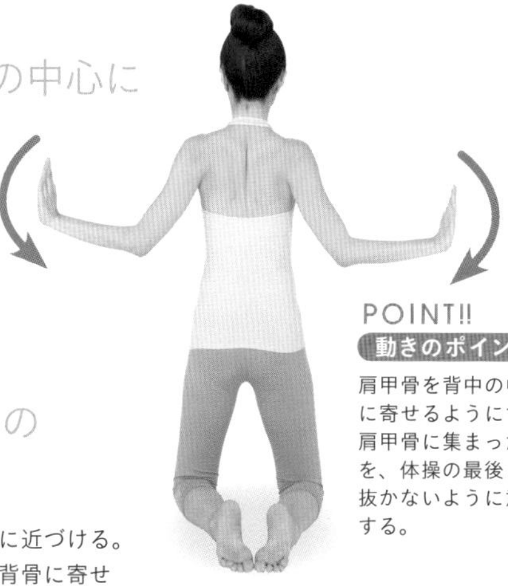

4 肩甲骨を背中の中心に寄せる

肩甲骨を背中の中心に寄せるようにしながら、ひじを背中側に下げていき、引っかかりを感じたところで止める。

POINT!!
動きのポイント
肩甲骨を背中の中心に寄せるようにする。肩甲骨に集まった力を、体操の最後まで抜かないように意識する。

5 左右交互に肩甲骨の下角を斜め下に

右ひじを背中側に引くようにしてからだに近づける。このひじの動きで、右の肩甲骨の下角を背骨に寄せて、右ひじを斜め下に引っ張る。左側も同様に。左右交互に2～3回動かす。

POINT!!
動きのポイント
右の下角を斜め下に引くとき、右のひじと右の小指で下角を引くようにする。このとき、左側は止めておく。同様に左側も行なう。

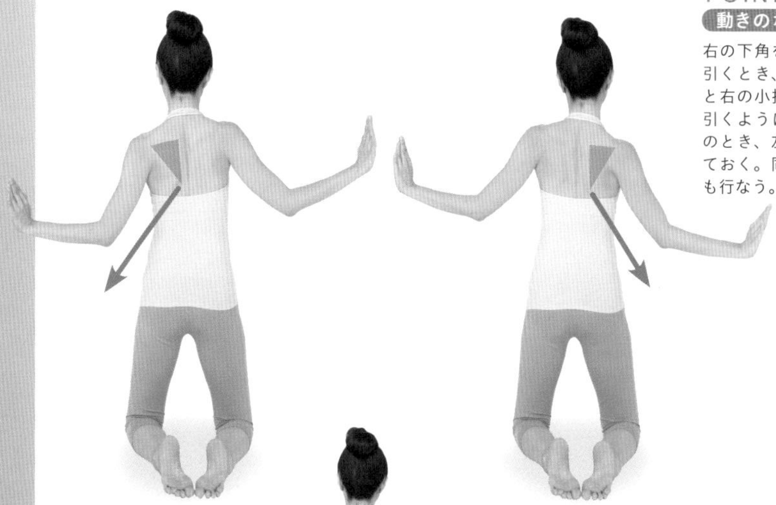

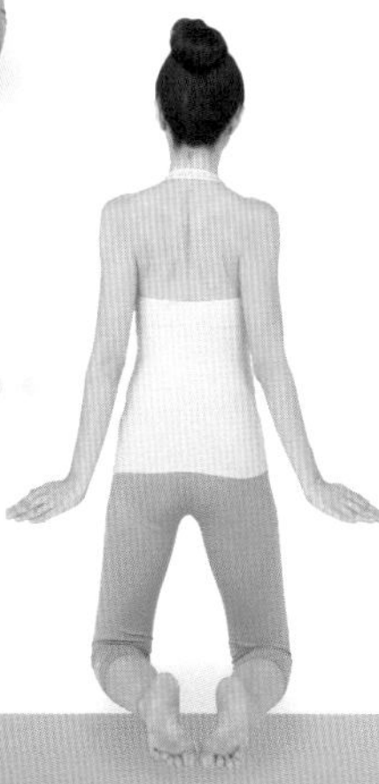

3呼吸
キープ

6 力を下角に集めたまま両手を下ろす

背中の力を抜かずに、両手を下まで下ろす。そのまま3呼吸の間キープし、力をゆるめる。

ひざを抱えて腰をゆるめる体操

こわばった腰椎にはたらきかけて
腰椎本来の動きを取り戻していく。

回数の目安 ▸▸▸ 左右1回ずつ

1 あお向けに寝る

あお向けに寝る。両足は腰幅に伸ばし、両手は伸ばしてからだの横に置く。

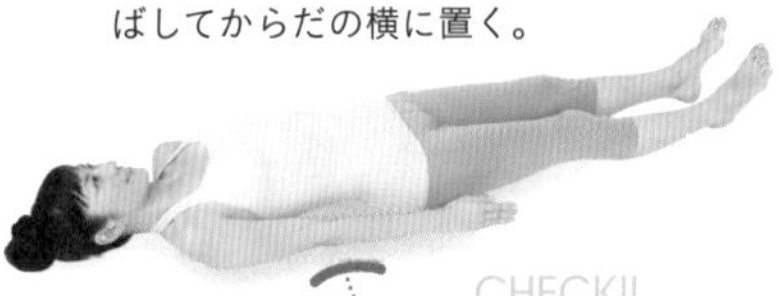

CHECK!!
腰のアーチを意識した姿勢から動作を開始。

2 両ひざを曲げて開く

両足はひざを軽く曲げ、外側に開く。

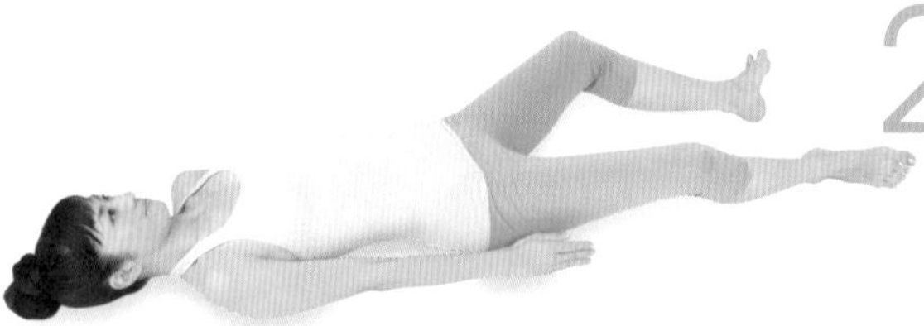

3 ひざを開いたままからだに近づける

腰に力を入れながら、ひざは開いたまま、両足をからだに近づける。

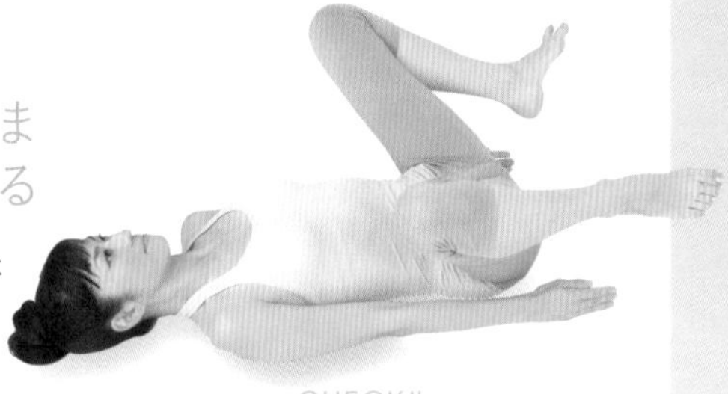

CHECK!!
腰のアーチをくずさないように、腰に力を入れてゆっくりと足を上げていく。

4 ひざを閉じて両手で抱える

腰に力を入れながら、ゆっくりとひざを閉じ、両手でひざを抱える。

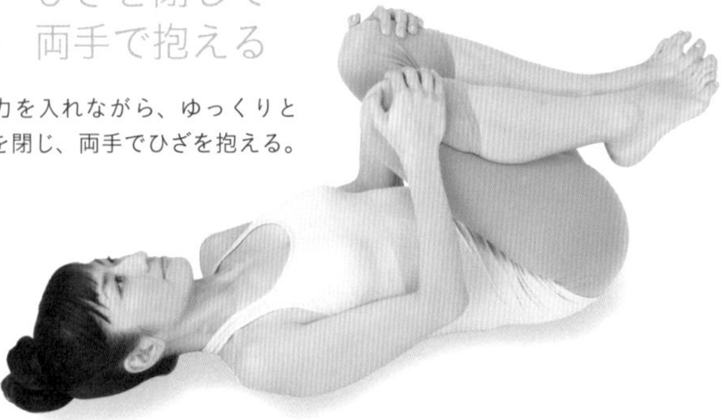

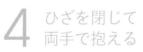

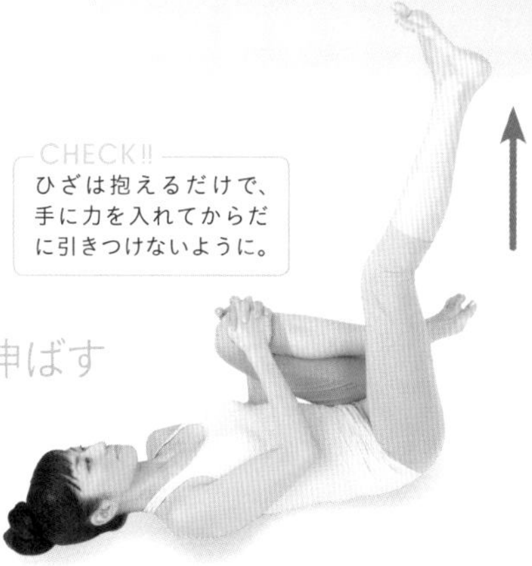

CHECK!!
ひざは抱えるだけで、
手に力を入れてからだ
に引きつけないように。

5 左ひざを抱え 右足を上げて伸ばす

両手で左ひざを抱え、
右足を真上に伸ばす。

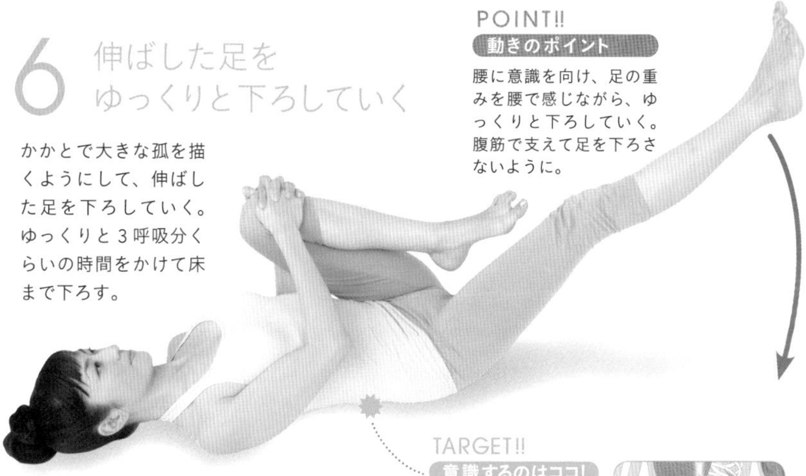

6 伸ばした足を ゆっくりと下ろしていく

かかとで大きな孤を描
くようにして、伸ばし
た足を下ろしていく。
ゆっくりと3呼吸分く
らいの時間をかけて床
まで下ろす。

POINT!!
動きのポイント
腰に意識を向け、足の重
みを腰で感じながら、ゆ
っくりと下ろしていく。
腹筋で支えて足を下ろさ
ないように。

TARGET!!
意識するのはココ!
腰を意識。腰のアーチが
できていないと腹筋に
力が入ってしまい、腰に
力が集められず、効果が
得られない。腰のアーチ
をつくることを強く意識
しながら体操を行なおう。

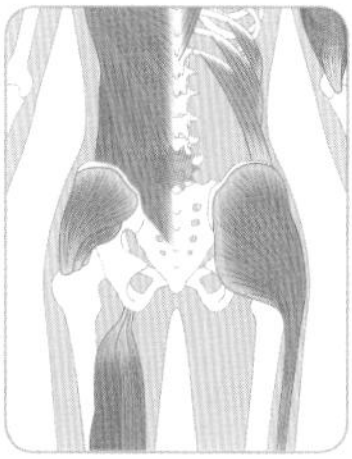

7 反対側も行なったのち 次の体操を行なう

ひと息ついたら反対側も同様に行なう。
そのあと、続けて144ページの「ひざ
を抱えて左右に倒す体操」を行なう。

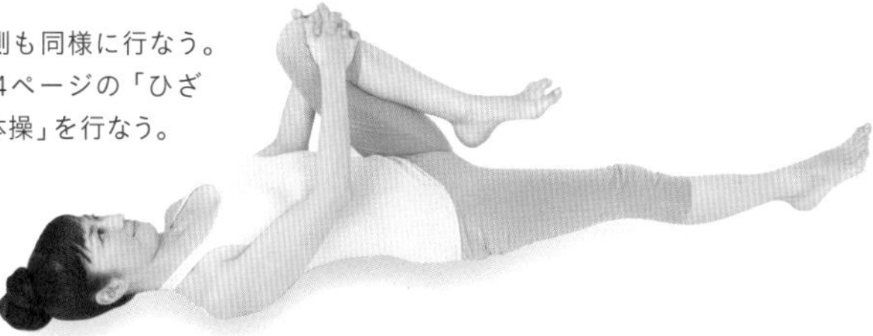

ひざを抱えて左右に倒す体操

腰を左右に動かす体操。
腰をゆるめたあとに行なうとよい。

回数の目安 ▶▶▶ 3～4回

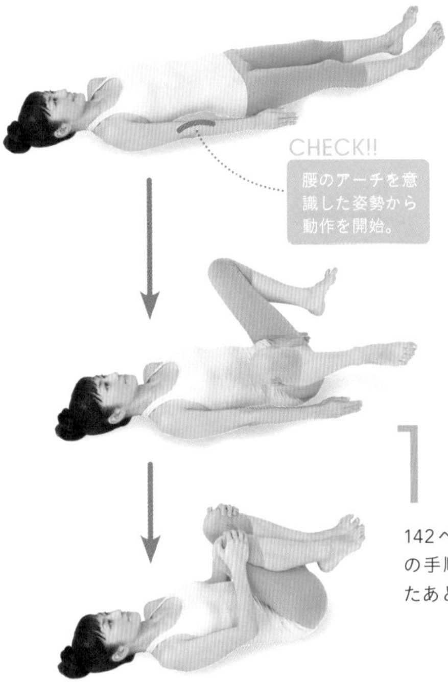
CHECK!!
腰のアーチを意識した姿勢から動作を開始。

1 両ひざを開いて上げ、両手で抱える

142ページの1から4までと同様の手順で、両ひざを開いて上げたあと、両手でひざを抱える。

2 ひざを抱えたまま足を左右に倒す

ひざを抱えたまま、足を左右に倒す。足の重みを利用してゆっくり倒していく。左右交互に3～4回行なう。

POINT!!
動きのポイント

上半身は動かさないように。腰に意識を向け、足の重みを利用してゆっくりと倒していく。

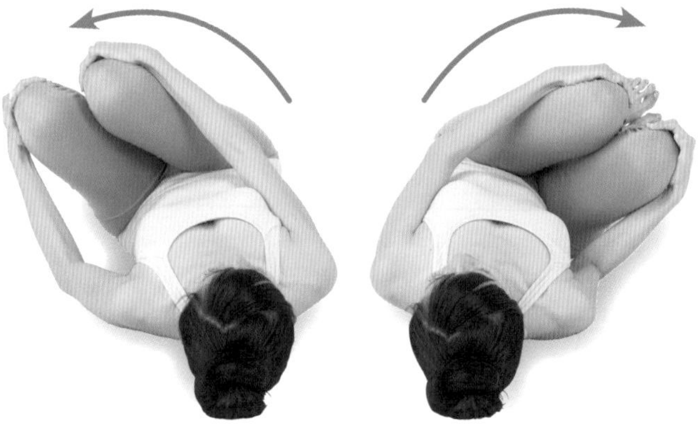

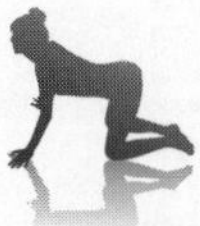

第6章

Life

いつまでも健康で美しくあるために

変化と転機、日々の心得

変化

春夏秋冬、季節に順応できるからだを取り戻す

春の風邪は、毛穴を自由に開閉するための準備運動

本来、四季のある日本では、季節に合わせてからだは変化します。昔は自然にそれができていました。それは「感受性が高いからだ」といえます。ところが、今は季節の変化に対応できない「鈍いからだ」の人がほとんどです。鈍いからだになった原因のひとつとして、生活環境が昔と変わったことがあります。生活がしやすくなり、からだを動かすことが少なくなったため、からだのは

たらきが低下してしまったのでしょう。機能が低下した「はたらかないからだ」は、よけいな病気や不調を生みます。その人らしい美しさをキープするのもたいへんです。そうならないためには、季節ごとのからだの変化を知り、はたらくからだを、自分でつくっていくことが大事です。

まずは、春。早春、冬眠から覚めた動物は、やわらかい新芽などその時期のものを食べますが、それは人間も一緒です。早春は、冬の間体温を保つために溜めた皮下脂肪を捨てる必要があります。そのために、消化しにくい春の七草のような繊維質の多い旬のものを食べて下痢を起こし、排泄するのです。このとき、油が浮いたような下痢になっていたら、冬に溜め込んだ皮下脂肪が捨てられたということです。

すると、4月、5月には、皮下脂肪が落ちることにより、汗がかけるようになり、外の気温や湿度に対する感受性が高まります。しかし、からだが変化しきれなかった場合は風邪をひきます。風邪をひいて熱を出して汗をかき、閉じた毛穴を開いて夏に備えるのです。

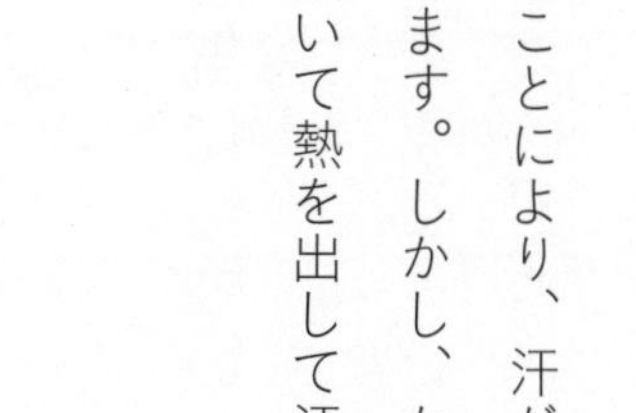

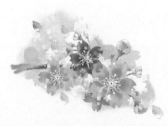

早春～春

Early spring ~ spring

汗が出やすいからだは、梅雨時の湿気にも強い

梅雨時の湿気は、からだにとって強敵です。湿気がからだにまとわりつくと、皮膚呼吸がしづらくなるからです。なぜ皮膚呼吸が大切なのでしょう。皮膚呼吸は、呼吸器のはたらきや体温調整を助けてくれているのです。肺が丈夫な人は湿気に強いのですが、肺の弱い人は、湿気の多い時期、てきめんに呼吸器に負担をかけてしまいます。そのためにも、呼吸器の弱い人はとくに、春の間にきちんと毛穴を開いて汗がかける体をつくることが必要となります。

汗をかくためのひとつとしておすすめなのは、湿気が残るお風呂の掃除。これで汗が出ないようであれば、風呂掃除を続けて、しっかり皮膚呼吸ができるからだをつくりましょう。ほかにも汗を出しやすくする誘導方法として、蒸しタオルを胸椎5番のところにあてるとよいでしょう（下記参照）。足湯《そくとう》もおすすめです（150ページ参照）。また、からだがこわばっていると、汗が出にくいので、からだをゆるめる人体力学体操を行なうと効果的です。

「蒸しタオル」の方法

厚手のタオルを使用。電子レンジを使う場合、四つ折りにしたタオルをさらに2つに折ってタオルに水を含ませて軽く絞ったあと、1分〜1分30秒加熱。患部に4〜5分あて、冷めてきたら再度温めてあてがう。あてた箇所がまんべんなく赤くなるように3〜5回繰り返す。

※目安：大人は8時間おき、子どもは6時間おきに行なう。症状がひどい場合は間隔を短く行なう。

※注意点：蒸しタオルの前後はお風呂を避ける。ビニール袋などに入れず、タオルを直接肌にあてる。

夏、日中はしっかり汗をかき、夜はエアコンを活用

夏の夜、エアコンを朝まで一晩中つけて寝ていますか？　20年以上前は「冷房病」ということが心配されていたために、いまだに夜寝るとき、からだに悪いからとエアコンをかけずに寝ている方がいます。

日中は、からだをはたらかせる交感神経が活動するため、からだは暑さに対して構えることができます。しかし、就寝中は、副交感神経がはたらき安静状態になるため、からだは無防備になり、暑さや湿気から身を守ることができず、呼吸器に負担をかけてしまいます。負担をかけないためには、エアコンで温度や湿度を下げて環境を整えることが大切です。

かといって、一日中エアコンの効いた部屋の中にいると汗がかけないので、日中の過ごし方は、家事などでからだを動かして、しっかり汗をかきましょう。ただし、呼吸器の弱い人は、からだに熱がこもりやすいので、日中もエアコンを上手に使って過ごすことが大切です。

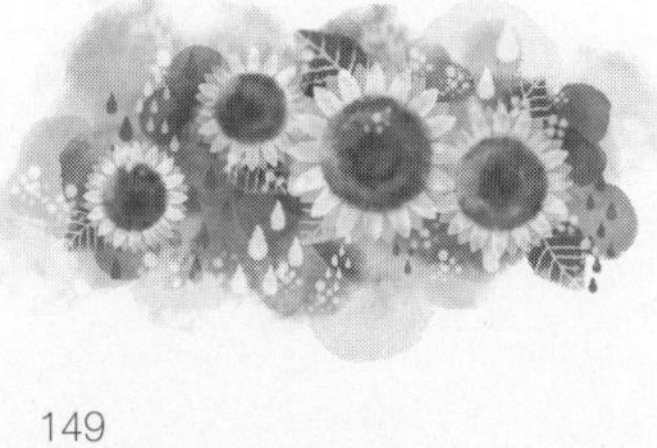

秋口は、汗の内攻が起こりやすい季節

夏の間、からだは汗で体温調整や老廃物の排泄をしていますが、秋口に入ると、汗をかかなくなるために、その汗を皮膚から出せなくなって、からだの中に落とすようになります。

胃に落ちると、胃酸が増えて胃がムカムカしたり、腸に落ちると、下痢になり、また、腎臓に落ちると、小便として排泄されます。これを汗の内攻《ないこう》といいます。これは、秋口の朝晩と日中の気温差で起こる特徴です。

しかし、夏にエアコンを使わず負担をかけたからだは、呼吸器にとどまらず、泌尿器にも悪影響が及び、頻尿やのどの痛みが起こりやすくなります。また、さらに下痢などの排泄が長くだらだらと続く場合には、めまい、神経痛、リウマチ、頭痛、眼底出血、嘔吐など、さまざまな症状につながります。

朝起きたとき、からだのだるさを感じるような場合は、足湯を行なうと、少々のことは解消できます（下記参照）。

「足湯《そくとう》」の方法

両足が入る容器を用意。熱めのお湯（46～48度）を、内くるぶしの中央のラインまで入れる。両足を入れて4～6分程度、冷めてきたら差し湯をして温度を保つ。両足を出し、両足が同じように赤くなっていればここで終わり。一方しか赤くない場合は、赤くなっていないほうだけ、2～3分継続する。
※注意：終了後は乾いたタオルでよく拭いて冷やさないように。足湯の前後はお風呂を避ける。症状改善が目的なので、お湯は「内くるぶしのライン」を守って正しく行なう。※妊娠中は避けます。

体温を保てるからだに整えて、冬へと向かう

冬の寒さから身を守るため、秋から冬にかけて、からだはカロリーの高い食べ物を欲し、皮下脂肪をつけて体温を保とうとします。

冬場の体温保持にあたり、いちばん大切なのは、実は夏の過ごし方。夏にしっかりと汗がかけなかったからだは体温調節ができず、冬の時期、冷えに悩まされることになります。

冷えた冬のからだには、鍋のように温かく塩分を含んだ汁物がピッタリです。最近、減塩ブームで塩分を敵視する風潮がありますが、からだにとって塩はとても大切なはたらきをしているのです。

また、低温と乾燥のため、この時期は毎年風邪やインフルエンザが大流行します。しかし、からだのためには、予防接種に頼ってこれを避けるのではなく、熱はからだの大掃除なのですから、しっかり熱を出しきり、汗をかいて経過させたほうが、免疫力が高まり、からだの中からリフレッシュできるのです。

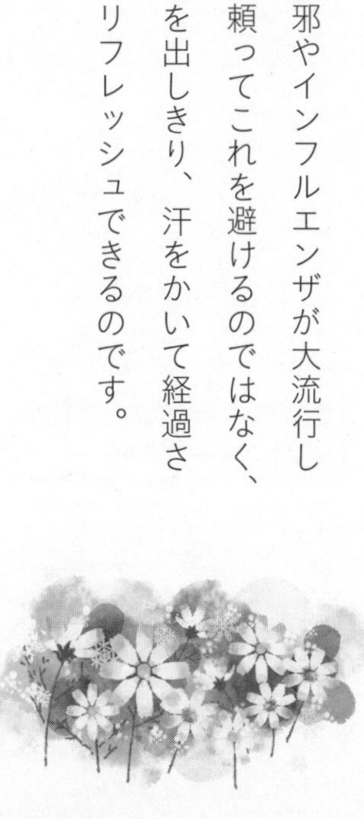

秋〜冬

Autumn~Winter

転機

女性の一生を左右する妊娠・出産・産後。そして更年期への準備

産後、骨盤が閉じるときに、からだは修正される

女性にとっての人生の転機、それは妊娠・出産です。近年は、出産年齢も上がり、高齢出産を心配する声もあるようです。しかし、高齢で出産がむずかしいのであれば、本来妊娠はしないはずです。妊娠できるからだは、元気に産めるからだなのですから、自信をもって出産を迎えてください。

また、産後は、からだを生まれ変わらせる人生で最大のチャンスであり、女

性の一生で、いちばん大切な時期です。

出産は、非常に大きな「破壊と建設」です。産後、骨盤が閉じるときに、からだが大幅に修正されます。産後に体質が変わったという方が多いのは、そのためです。

からだの中で、骨盤・肩甲骨・後頭骨は大きな関連があり、産後、骨盤が左右交互に少しずつ締まるとき、母乳を吸わせることで肩甲骨も締まり、後頭骨も締まっていきます。この骨盤が閉じている最中に、お母さんが動いて骨盤に負担をかけたり、家事などで水を使ったり、メールをして目で細かい文字を追ったりすると、それが刺激となり、閉じようとしている骨盤の動きが途中で止まってしまいます。すると、腰痛になったり、太ったり、産後うつや育児ノイローゼになる場合もあります。骨盤が閉じていない状態は、妊娠中のおなかの状態が続くということなので、胎児の代わりに筋腫をつくってしまうこともあります。骨盤が動いている産後7週間はひとりで頑張ろうとせず、どなたかの手を借りて、赤ちゃんとののんびり過ごすように心がけてください。

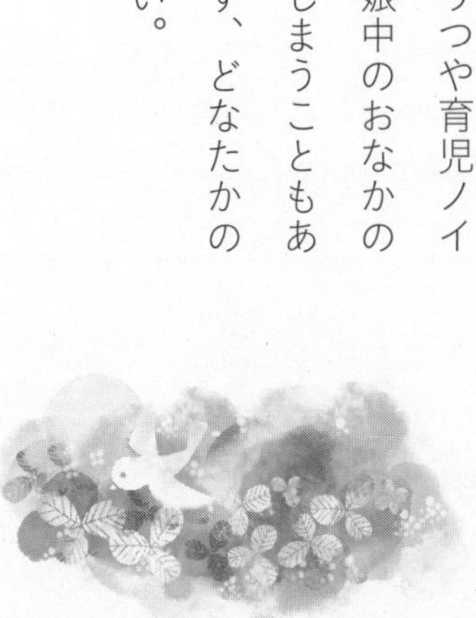

からだがはたらいている人は、歳を重ねても美しい

閉経で女性ホルモンが分泌されなくなると、からだは歳をとり、女性らしさも失われていきます。これはしかたがないこと。大事なのは、上手に歳をとっていくことです。その歳に応じた美しさというものがあります。

閉経前後の更年期は、からだに大きな変化が訪れる時期です。生理がある若いときに働き詰めだったり、生理痛がつらいときはすぐに薬で止めたりするような生活を続けていると、からだはどんどん硬直して、更年期というからだの移行時期に、更年期障害に悩まされることになります。からだがゆるんでいるとスムーズにいつのまにか更年期を経過することができます。そのような人は歳を重ねても、年齢に応じた美しさがにじみ出てくるものです。

熟年期を健やかに過ごすためには、生理があるうちに、その生理をきちんとしたかたちで重ねていくことが大事です。30代、40代は生活に忙しく、社会的な責任もあって、心身ともにストレスを受けやすい時期です。精神的に緊張す

ると、後頭部が硬直し、関連する肩甲骨、骨盤にも影響します。とくに生理中は、骨盤と連動して後頭部が開いて頭がボーっとするので、肉体的にも精神的にも強い刺激を与えないことが肝心。若いうちからこのようなことを心がけて生理を重ねると、ホルモン分泌が減少する更年期になっても機能がガクンと衰えることはありませんし、美しく穏やかな気持ちで過ごせるはずです。

女性の骨盤は、開閉し、変化するということは、すでにおわかりいただけたと思います。女性は、妊娠・出産という大きな「破壊と建設」ができます。それがなくても、生理という、からだをリセットできるチャンスが、毎月のように訪れるのです。生理というチャンスを生かして、骨盤を整え、感受性豊かな「はたらくからだ」をぜひつくってください。生理という排泄が気持ちいい、生理が終わるとスッキリするという感覚が出てくるとすばらしいでしょう。人体力学体操は、自分で自分のからだを整える、最高の手段です。そして、その積み重ねこそが、人間のなかに潜んでいる、生きようとする力を呼び起こし、更年期以降の女性を、美しく健康に導くのです。

更年期

Menopause

おわりに

美しさは「心とからだ」の弾力からにじみ出てくるものである

その時代、時代によって美しさの定義は変わっているようである。テレビでは顔立ちが整った女性を見るが、どうしても同じような顔に見えてしまい、顔はきれいだが美しさというのは感じられない。

私の患者さんで、年齢は70歳なのだが、どうみても40代にしか見えない女性がいる。顔の表情の豊かさやひとつひとつの動きもしなやかで、とても若々しい。このような人を見ると、「美しい」と感じる。その人と会話をすると、無理のない知性や教養を感じる。そういう意味で、動きのなかに知性も教養も現れ、美しく動く顔の人を、美しい人といってもよいだろう。

しかし、知性や教養は、努力しても工夫しても現れるとは限らない。なぜなら、美しい動きにくっついているものは、無意識の動作であるからである。その若く見える女性は、意識してからだを動かしているのではなく、本人が意識しないなかで、自然とにじみ出てくるものなのである。そして、その根底にあるのは、心とからだの弾力から出てくるものと感じる。

女性のからだをひも解くと、下丹田に力があって、ヒップアップし、そのため腰にバネができ、手首、足首も締まり、動きも無駄がなく、そのからだに応じた心の弾力があるのである。美人の印象を受ける顔とは、引き締まって造作が正中線に集まり、眉間に力がある。逆に、疲れた印象の顔とは、全体に締まりがなく、造作が外側に広がり、下へと下がってくるのである。東洋人の顔は、目が切れ長で、もともと横に広がっているつくりであるが、つくりはつくりなりに中央に集まると、それだけで非常に魅力的な顔立ちになる。だから、化粧をするときも、顔の外側に影をつけて、顔を小さく見せたり、目頭、眉頭を濃くして、正中線をつくるテクニックがあるのであろう。

時代とともに、美しさの定義は変化しているだろうが、どの時代でも「心とからだ」はひとつであることには変わりがない。個人、

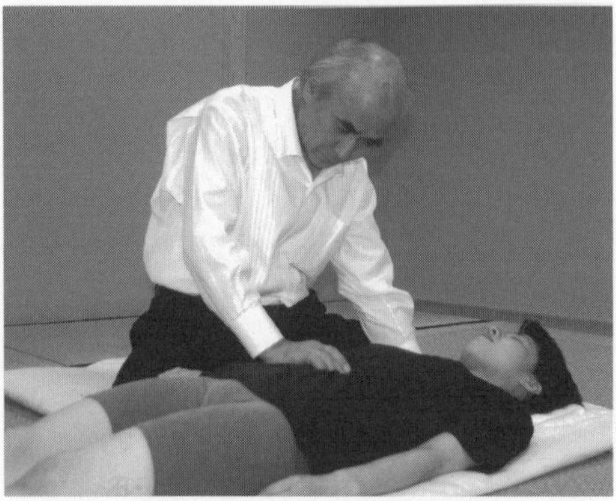

個人の美しさの現れ方は違うものであり、年齢によっても違うものであるが、やはり「心とからだ」は弾力があるほうがいい。

ぜひ、この「人体美学」により、その人本来の美しさを出せれば、非常にうれしいことである。

井本整体主宰　井本邦昭

井本整体について

井本整体は、人体力学から導き出された技術であり、その人のからだの傾向、環境の変化に伴うからだの変化、心理面まで学べる場です。
一般向けにオーダーメイドによる体操会や、人体力学の技術を学ぶ講座、さらに開業を目指す方のための講座などが開かれています。日本国内のみならず海外でも多くの指導者を世に送り出しています。

東京・千駄ヶ谷の東京本部、および大阪、札幌、福岡などで、以下の講座を開いています。講座案内をご希望の方は、電話、ファックス、電子メールで資料をご請求ください。パンフレットと井本整体機関紙『原点』を1部ずつ無料でお送りいたします。

井本整体の講座

「療術経験の有無を問わず、初等講座からの受講となります」

〈定期講座〉

- **初等、中等、高等講座**
  東京本部（各6ヶ月、毎年4月・10月開講）
  大阪室（各1年間、毎年4月開講）
  札幌室（各1年間、毎年4月開講）
  福岡室（各1年間、毎年4月開講）
- **プロ基礎講座**（東京：1年間／地方：2年間）
- **プロ養成講座**（期間不定）

〈特別講座〉

お正月講座・GW講座・お盆講座（各3日間）
※基本的に東京本部で開催

〈その他〉

カルチャースクール、体操レッスン、地方セミナー など

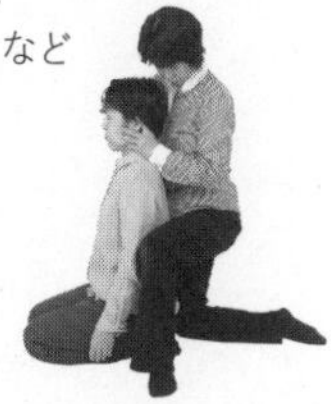

本書掲載の体操などは、各人に応じたセッティングをするとより効果的です。井本整体で認める専門指導者に関するお問い合わせは、東京本部までご連絡ください。

お問い合わせ先

井本整体東京本部
〒150-0051 東京都渋谷区千駄ヶ谷 1-25-4
TEL：03-3403-0185　FAX：03-3403-1965
Homepage：http://www.imoto-seitai.com

井本整体徳山室
〒745-0034 山口県周南市御幸通り 2-6 タンブラウンビル4階
TEL：0834-31-1538　FAX：0834-21-1239

※ 連絡先などは都合により変更する場合があります
※ 本書中の整体法・体操を営利目的で使用する場合は、井本整体の許可が必要です

著者

井本邦昭（いもとくにあき）

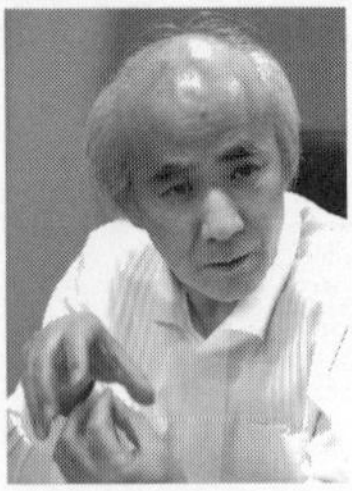

井本整体主宰。医学博士。

1944年山口県生まれ。5歳から、整体指導者だった父・良夫氏の手ほどきを受ける。その後、ヨーロッパで鍼灸を指導しながら、スイス、ドイツで西洋医学を学ぶ。帰国後、東京と山口で整体指導を続け2004年8月、後進育成のため原宿教室、音羽教室を統合し井本整体東京本部（東京・千駄ヶ谷）を設立、現在に至る。

カバーデザイン	渡邊民人（TYPEFACE）
本文デザイン	柿沼みさと
写真	園田昭彦
スタイリング	森外玖水子
ヘアメイク	梅沢優子
人体イラスト	新井博之
イラスト	corekiyo（P147-155）
編集	永瀬美佳、長島恭子（Lush!）
編集協力	島村剛、砂塚美樹（井本整体）
校正	西進社
衣装協力	チャコット 03-3476-1311 http://www.chacott-jp.com

今ある悩みに効く　女性のための力学体操

新版 人体美学

2020年2月29日　初版第1刷発行

著者	井本邦昭
発行者	滝口直樹
発行所	株式会社 マイナビ出版 〒101-0003 東京都千代田区一ツ橋 2-6-3 一ツ橋ビル 2F 0480-38-6872［注文専用ダイヤル］ 03-3556-2731［販売部］ 03-3556-2735［編集部］ http://book.mynavi.jp/
印刷・製本	シナノ印刷株式会社

ISBN978-4-8399-7182-3
C2077